Résultats à long terme des kératoplasties lamellaires profondes

Philippe Attal

Résultats à long terme des kératoplasties lamellaires profondes

dans le kératocône

Presses Académiques Francophones

Impressum / Mentions légales
Bibliografische Information der Deutschen Nationalbibliothek: Die Deutsche Nationalbibliothek verzeichnet diese Publikation in der Deutschen Nationalbibliografie; detaillierte bibliografische Daten sind im Internet über http://dnb.d-nb.de abrufbar.

Information bibliographique publiée par la Deutsche Nationalbibliothek: La Deutsche Nationalbibliothek inscrit cette publication à la Deutsche Nationalbibliografie; des données bibliographiques détaillées sont disponibles sur internet à l'adresse http://dnb.d-nb.de.

Coverbild / Photo de couverture: www.ingimage.com

Verlag / Editeur:
Presses Académiques Francophones
ist ein Imprint der / est une marque déposée de
AV Akademikerverlag GmbH & Co. KG
Heinrich-Böcking-Str. 6-8, 66121 Saarbrücken, Deutschland / Allemagne
Email: info@presses-academiques.com

Herstellung: siehe letzte Seite /
Impression: voir la dernière page
ISBN: 978-3-8381-7107-4

FACULTE MIXTE DE MEDECINE ET DE PHARMACIE DE ROUEN

Année 2010   N°

THESE POUR LE DIPLOME D'ETAT DE DOCTEUR EN MEDECINE

RESULTATS A LONG TERME DES KERATOPLASTIES LAMELLAIRES PROFONDES DANS LE KERATOCONE

Présentée et soutenue publiquement le 14 octobre 2010

Par

Philippe ATTAL

Né le 03 juin 1980 à Marseille

PRESIDENT DU JURY :

Monsieur le Professeur Marc Muraine

DIRECTEUR DE THESE :

Monsieur le Professeur Marc Muraine

MEMBRES DU JURY :

Madame le Professeur Dominique Brémond-Gignac

Monsieur le Professeur Jean-Christophe Sabourin

Monsieur le Docteur Alain Retout

Monsieur le Docteur Olivier Genevois

FACULTE MIXTE DE MEDECINE ET DE PHARMACIE DE ROUEN

Année 2010   N°

THESE POUR LE DIPLOME D'ETAT DE DOCTEUR EN MEDECINE

RESULTATS A LONG TERME DES KERATOPLASTIES LAMELLAIRES PROFONDES DANS LE KERATOCONE

Présentée et soutenue publiquement le 14 octobre 2010

Par

Philippe ATTAL

Né le 03 juin 1980 à Marseille

PRESIDENT DU JURY :

Monsieur le Professeur Marc Muraine

DIRECTEUR DE THESE :

Monsieur le Professeur Marc Muraine

MEMBRES DU JURY :

Madame le Professeur Dominique Brémond-Gignac

Monsieur le Professeur Jean-Christophe Sabourin

Monsieur le Docteur Alain Retout

Monsieur le Docteur Olivier Genevois

U.F.R. DE MEDECINE-PHARMACIE DE ROUEN

DOYEN :   **Professeur Pierre FREGER**

ASSESSEURS :   **Professeur Michel GUERBET**
                                     Professeur Benoit VEBER
                                     Professeur Pascal JOLY
                                     Professeur Bernard PROUST

DOYENS HONORAIRES :   **Professeurs J. BORDE - L. COLONNA - Ph. LAURET**
- H. PIGUET

PROFESSEURS HONORAIRES :   **MM.   M-P   AUGUSTIN   -   J.ANDRIEU-**
GUITRANCOURT - M.BENOZIO-
J.BORDE - J. BOURREILLE - Ph. BRASSEUR - R. CHANEL - R. COLIN -
                                     L.COLONNA - E. COMOY - J. DALION -P.
                                     DESHAYES   -   C.   FESSARD   -
                                     J.P FILLASTRE - P.FRIGOT -J. GARNIER - J.
                                     HEMET - C. HELLOUIN DE MENIBUS -B.
                                     HILLEMAND - G. HUMBERT - P. JOUANNEAU -
                                     J.M. JOUANY - J.LANGLOIS - R. LAUMONIER -
                                     M.   LE   FUR   -
                                     J.P. LEMERCIER - J.P LEMOINE - J.LEROY - Mle
                                     MAGARD
                                     MM. B. MAITROT - M. MAISONNET - F.
                                     MATRAY   -   P.MITROFANOFF
                                     P. MORERE - Mme A. M. ORECCHIONI - P.
                                     PASQUIS - H.PIGUET - M.SAMSON – Mme
                                     SAMSON-DOLLFUS – J.C. SCHRUB - R.SOYER -
                                     B.TARDIF -.TESTART-J.M. THOMINE-P.TRON-
                                     C.WINCKLER-L.M.WOLF

I - MEDECINE

PROFESSEURS

M. Frédéric **ANSELME**	HCN	Cardiologie
M. Bruno **BACHY**	HCN	Chirurgie pédiatrique
Mme Soumeya **BEKRI**	HCN	Biochimie et Biologie
Moléculaire		

M. Jacques **BENICHOU**	HCN	Biostatistiques et
informatique médicale		
M. Eric **BERCOFF**	HB	Médecine interne (gériatrie)
M. Jean-Paul **BESSOU**	HCN	Chirurgie thoracique et
cardio-vasculaire		
Mme Françoise **BEURET-BLANQUART**	CRMPR	Médecine physique et de
réadaptation		
M. Norman **BIGA (Surnombre)**	HCN	Orthopédie traumatologie
M. Guy **BONMARCHAND**	HCN	Réanimation médicale
M. Olivier **BOYER**	UFR	Immunologie
M. Jean-François **CAILLARD**	HCN	Médecine et santé au
Travail		
M. François **CARON**	HCN	Maladies infectieuses et
tropicales		
M. Philippe **CHASSAGNE**	HB	Médecine interne
(Gériatrie)		
M. Alain **CRIBIER**	HCN	Cardiologie
M. Antoine **CUVELIER**	HB	Pneumologie
M. Pierre **CZERNICHOW**	HCH	Epidémiologie, économie
de la santé		
M. Jean - Nicolas **DACHER**	HCN	Radiologie et Imagerie
Médicale		
M. Stéfan **DARMONI**	HCN	Informatique
Médicale/Techniques de communication		
M. Pierre **DECHELOTTE**	HCN	Nutrition
Mme Danièle **DEHESDIN**	HCN	Oto-Rhino-Laryngologie
M. Philippe **DENIS (Surnombre)**	HCN	Physiologie
M. Jean **DOUCET**	HB	Thérapeutique/Médecine –
Interne - Gériatrie.		
M. Bernard **DUBRAY**	CB	Radiothérapie
M. Philippe **DUCROTTE**	HCN	Hépato – Gastro -
Entérologie		
M. Frank **DUJARDIN**	HCN	Chirurgie Orthopédique -
Traumatologique		

M. Fabrice **DUPARC**	HCN	Anatomie - Chirurgie
Orthopédique et Traumatologique		
M. Bertrand **DUREUIL**	HCN	Anesthésiologie et
réanimation chirurgicale		
Mle Hélène **ELTCHANINOFF**	HCN	Cardiologie
M. Thierry **FREBOURG**	UFR	Génétique
M. Pierre **FREGER**	HCN	Anatomie/Neurochirurgie
Mme Priscille **GERARDIN**	HCN	Pédopsychiatrie
M. Michel **GODIN**	HB	Néphrologie
M. Philippe **GRISE**	HCN	Urologie
M. Didier **HANNEQUIN**	HCN	Neurologie
M. Philippe **HECKETSWEILER (surnombre)**	HCN	Hépato -
Gastro/Policlinique		
Mme Claudine **JANVRESSE (surnombre)**	HCN	Virologie
M. Fabrice **JARDIN**	CB	Hématologie
M. Luc-Marie **JOLY**	HCN	Médecine d'urgence
M. Pascal **JOLY**	HCN	Dermato - vénéréologie
M. Jean-Marc **KUHN**	HB	Endocrinologie et maladies
métaboliques		
Mme Annie **LAQUERRIERE**	HCN	Anatomie cytologie
pathologiques		
M. Vincent **LAUDENBACH**	HCN	Anesthésie et réanimation
chirurgicale		
M. Alain **LAVOINNE**	UFR	Biochimie et biologie
moléculaire		
M. Joël **LECHEVALLIER**	HCN	Chirurgie infantile
M. Patrick **LE DOSSEUR**	HCN	Radiopédiatrie
M. Hervé **LEFEBVRE**	HB	Endocrinologie et maladies
métaboliques		
M. Xavier **LE LOET**	HB	Rhumatologie
M. Jean-François **LEMELAND (Surnombre)**	HCN	Bactériologie
M. Eric **LEREBOURS**	HCN	Nutrition
Mle Anne-Marie **LEROI**	HCN	Physiologie
M. Hervé **LEVESQUE**	HB	Médecine interne

Mme Agnès **LIARD-ZMUDA**	HCN	Chirurgie Infantile
M. Bertrand **MACE**	HCN	Histologie, embryologie,
cytogénétique		
M. Eric **MALLET**	HCN	Pédiatrie
M. Christophe **MARGUET**	HCN	Pédiatrie
Mle Isabelle **MARIE**	HB	Médecine Interne
M. Jean-Paul **MARIE**	HCN	ORL
M. Loïc **MARPEAU**	HCN	Gynécologie - obstétrique
M. Stéphane **MARRET**	HCN	Pédiatrie
M. Pierre **MICHEL**	HCN	Hépato - Gastro -
Entérologie		
M. Francis **MICHOT**	HCN	Chirurgie digestive
M. Bruno **MIHOUT**	HCN	Neurologie
M. Pierre-Yves **MILLIEZ**	HCN	Chirurgie plastique,
reconstructrice et esthétique		
M. Jean-François **MUIR**	HB	Pneumologie
M. Marc **MURAINE**	HCN	Ophtalmologie
M. Philippe **MUSETTE**	HCN	Dermatologie -
Vénéréologie		
M. Christophe **PEILLON**	HCN	Chirurgie générale
M. Jean-Marc **PERON**	HCN	Stomatologie et chirurgie
maxillo-faciale		
M. Christian **PFISTER**	HCN	Urologie
M. Jean-Christophe **PLANTIER**	HCN	Bactériologie - Virologie
M. Didier **PLISSONNIER**	HCN	Chirurgie vasculaire
M. Bernard **PROUST**	HCN	Médecine légale
M. François **PROUST**	HCN	Neurochirurgie
Mme Nathalie **RIVES**	HCN	Biologie et médecine du
développement et de la		reproduction
M. Jean-Christophe **RICHARD**	HCN	Réanimation Médicale,
Médecine d'urgence		
M. Jean-Christophe **SABOURIN**	HCN	Anatomie - Pathologie
M. Michel **SCOTTE**	HCN	Chirurgie digestive
Mme Fabienne **TAMION**	HCN	Thérapeutique

Mle Florence **THIBAUT**	HCN	Psychiatrie d'adultes
M. Luc **THIBERVILLE**	HCN	Pneumologie
M. Jacques **THIEBOT**	HCN	Radiologie et imagerie
médicale		
M. Christian **THUILLEZ**	HB	Pharmacologie
M. Hervé **TILLY**	CB	Hématologie et transfusion
M. François **TRON**	UFR	Immunologie
M. Jean-Jacques **TUECH**	HCN	Chirurgie digestive
M. Jean-Pierre **VANNIER**	HCN	Pédiatrie génétique
M. Benoît **VEBER**	HCN	Anesthésiologie
Réanimation chirurgicale		
M. Pierre **VERA**	C.B	Biophysique et traitement
de l'image		
M. Eric **VERSPYCK**	HCN	Gynécologie obstétrique
M. Olivier **VITTECOQ**	HB	Rhumatologie
M. Jacques **WEBER**	HCN	Physiologie

PROFESSEURS ASSOCIES A MI-TEMPS :

M. Jean-Loup **HERMIL**	UFR	Médecine générale
M. Philippe **NGUYEN THANH**	UFR	Médecine générale

MAITRES DE CONFERENCES

Mme Noëlle **BARBIER-FREBOURG**	HCN	Bactériologie – Virologie
M. Fabrice **BAUER**	HCN	Cardiologie
M. Jeremy **BELLIEN**	HCN	Pharmacologie
M. Gérard **BUCHONNET**	HCN	Hématologie
Mme Sophie **CLAEYSSENS**	HCN	Biochimie et biologie
moléculaire		
M. Moïse **COEFFIER**	HCN	Nutrition
M. Vincent **COMPERE**	HCN	Anesthésiologie et
réanimation chirurgicale		

M. Philippe **COURVILLE** pathologiques	HCN	Anatomie et cytologie
Mme Anne-Claire **TOBENAS-DUJARDIN**	HCN	Anatomie
M. Manuel **ETIENNE** tropicales	HCN	Maladies infectieuses et
M. Jean-François **GEHANNO**	HCN	Médecine et Santé au travail
M. Guillaume **GOURCEROL**	HCN	Physiologie
Mme Catherine **HAAS-HUBSCHER** chirurgicale	HCN	Anesthésie - Réanimation
M. Serge **JACQUOT**	UFR	Immunologie
M. Joël **LADNER** de la santé	HCN	Epidémiologie, économie
M. Jean-Baptiste **LATOUCHE**	UFR	Biologie Cellulaire
Mme Lucie **MARECHAL-GUYANT**	HCN	Neurologie
M. Jean-François **MENARD**	HCN	Biophysique
Mme Chantal **MICHOT** pathologiques	HCN	Anatomie et cytologie
M. Jean-Michel **MULLER** Urgences	HCN	Anatomie – Service des
Mme Muriel **QUILLARD** moléculaire	HCN	Biochimie et Biologie
M. Vincent **RICHARD**	UFR	Pharmacologie
M. Francis **ROUSSEL** cytogénétique	HCN	Histologie, embryologie,
Mme Pascale **SAUGIER-VEBER**	HCN	Génétique
M. Eric **VERIN**	HCN	Physiologie

MAITRE DE CONFERENCES ASSOCIE A MI-TEMPS :

M. Pierre **FAINSILBER**	UFR	Médecine générale
M Emmanuel **LEFEBVRE**	UFR	Médecine générale
M. Alain **MERCIER**	UFR	Médecine générale

PROFESSEUR AGREGE OU CERTIFIE

Mme Dominique **LANIEZ**   UFR   Anglais

Mme Michèle **GUIGOT**   UFR   Sciences humaines -
Techniques d'expression

II - PHARMACIE

PROFESSEURS

M. Thierry **BESSON**   Chimie Thérapeutique

M. Jean-Jacques **BONNET**   Pharmacologie

M. Roland **CAPRON**   Biophysique

M. Jean **COSTENTIN**   Pharmacologie

Mme Isabelle **DUBUS**   Biochimie

M. Loïc **FAVENNEC**   Parasitologie

M. Michel **GUERBET**   Toxicologie

M. Olivier **LAFONT**   Chimie organique

Mme Isabelle **LEROUX**   Physiologie

M. Jean-Louis **PONS**   Microbiologie

Mme Elisabeth **SEGUIN**   Pharmacognosie

M. Marc **VASSE**   Hématologie

M Jean-Marie **VAUGEOIS (Délégation CNRS)**   Pharmacologie

M. Philippe **VERITE**   Chimie analytique

MAITRES DE CONFERENCES

Mme Dominique **ANDRE**   Chimie analytique

Mle Cécile **BARBOT**   Chimie Générale et Minérale

Mme Dominique **BOUCHER**   Pharmacologie

M. Frédéric **BOUNOURE**	Pharmacie Galénique
Mme Martine **PESTEL-CARON**	Microbiologie
M. Abdeslam **CHAGRAOUI**	Physiologie
M. Jean **CHASTANG**	Biomathématiques
Mme Marie Catherine **CONCE-CHEMTOB**	Législation pharmaceutique et
économie de la santé	
Mme Elizabeth **CHOSSON (Délégation)**	Botanique
Mle Cécile **CORBIERE**	Biochimie
M. Eric **DITTMAR**	Biophysique
Mme Nathalie **DOURMAP**	Pharmacologie
Mle Isabelle **DUBUC**	Pharmacologie
Mme Roseline **DUCLOS**	Pharmacie Galénique
M. Abdelhakim **ELOMRI**	Pharmacognosie
M. François **ESTOUR**	Chimie Organique
M. Gilles **GARGALA**	Parasitologie
Mme Najla **GHARBI**	Chimie analytique
Mle Marie-Laure **GROULT**	Botanique
M. Hervé **HUE**	Biophysique et Mathématiques
Mme Hong **LU**	Biologie
Mme Sabine **MENAGER**	Chimie organique
Mme Christelle **MONTEIL**	Toxicologie
M. Paul **MULDER**	Sciences du médicament
M. Mohamed **SKIBA**	Pharmacie Galénique
Mme Malika **SKIBA**	Pharmacie Galénique
Mme Christine **THARASSE**	Chimie thérapeutique
M. Rémi **VARIN**	Pharmacie Hospitalière
M. Frédéric **ZIEGLER**	Biochimie

PROFESSEUR ASSOCIE

M. Jean-Pierre **GOULLE**	Toxicologie

MAITRE DE CONFERENCE ASSOCIE

Mme Sandrine **PANCHOU**   Pharmacie Officinale

PROFESSEUR AGREGE OU CERTIFIE

Mme Anne-Marie **ANZELLOTTI**   Anglais

ATTACHE TEMPORAIRE D'ENSEIGNEMENT ET DE RECHERCHE

CHEF DES SERVICES ADMINISTRATIFS : Mme Véronique DELAFONTAINE

HCN - Hôpital Charles Nicolle   HB - Hôpital de BOIS
GUILLAUME
CB - Centre HENRI BECQUEREL   CHS - Centre Hospitalier
Spécialisé du Rouvray
CRMPR - Centre Régional de Médecine Physique et de Réadaptation

---

**LISTE DES RESPONSABLES DE
DISCIPLINE**

Melle Cécile **BARBOT**   Chimie Générale et
Minérale

M. Thierry **BESSON**   Chimie
thérapeutique

M. Roland **CAPRON**   Biophysique

M Jean **CHASTANG**   Mathématiques

Mme Marie-Catherine **CONCE-CHEMTOB**   Législation,
Economie de la Santé

Mle Elisabeth **CHOSSON**	Botanique
M. Jean **COSTENTIN**	Pharmacodynamie
Mme Isabelle **DUBUS**	Biochimie
M. Loïc **FAVENNEC**	Parasitologie
M. Michel **GUERBET**	Toxicologie
M. Olivier **LAFONT**	Chimie organique
M. Jean-Louis **PONS**	Microbiologie
Mme Elisabeth **SEGUIN**	Pharmacognosie
M. Mohamed **SKIBA** Galénique	Pharmacie
M. Marc **VASSE**	Hématologie
M. Philippe **VERITE**	Chimie analytique

Par délibération en date du 3 mars 1967, la Faculté a arrêté que les opinions émises dans les dissertations qui lui seront présentées doivent être considérées comme propres à leurs auteurs et qu'elle n'entend leur donner aucune approbation ni improbation.

A mon Maître, Monsieur, le Professeur Marc Muraine

Je vous remercie de m'avoir confié ce sujet de thèse et de m'avoir intégré dans « l'équipe kératocône »

Vos talents chirurgicaux ont apporté à l'école d'ophtalmologie Rouennaise une notoriété dont nous vous sommes tous redevable.

Vous avez accepté de présider ce jury

Veuillez trouvez dans ce travail toute ma reconnaissance

A mon maître, Monsieur le Professeur Brasseur

Vous m'avez permis d'accomplir ma formation

Votre rigueur et votre discipline resteront pour moi un modèle

C'est un honneur de me compter parmi vos élèves

Par ce travail, je vous témoigne mon plus profond respect

A Madame le Professeur Brémond-Gignac

C'est avec plaisir que j'ai pu bénéficier de vos enseignements

Vous me faites l'honneur de siéger dans ce jury

Soyez assurée de mon profond respect

A Monsieur le Professeur Jean-Christophe Sabourin

Vous me faites l'honneur de juger ce travail

L'intérêt que vous portez à notre discipline nous honore

Recevez la preuve de mon profond respect

A mon maître, Monsieur le Docteur Retout

C'est avec plaisir que j'ai pu apprendre à tes cotés, toujours dans la bonne humeur

Tu m'as communiqué ta passion pour les paupières

Tu apportes cette petite touche de légèreté, si agréable, au travail et ailleurs

Tu me fais l'honneur de juger ce travail

Reçois ici, la preuve de toute mon admiration

A mon maître, Monsieur le Docteur Genevois

C'est avec plaisir que j'ai pu apprendre à tes cotés

La formation des internes est pour toi un souci constant, je tenais à t'en remercier

Tes qualités médicales et chirurgicales sont pour moi un exemple

J'ai aussi avec toi des souvenirs ineffaçables à Carnac ou San Francisco…

Tu as accepté de juger ce travail

Reçois la preuve de toute mon admiration

Au Docteur Kamal Siahmed, les matinées à BG passées en ta compagnie sont pour moi un souvenir très agréable. Merci d'avoir guidé mes premiers pas en OCT et Echographie

Aux Docteurs Samir Aouididi et Sophie Jahan pour mes premiers pas en ophtalmologie de ville

Au Docteur Hervé Gross, coéquipier de choc au sein de la team kératocône

Aux médecins du service d'ophtalmologie d'Evreux, ce fut un passage très agréable sur le plan professionnel et humain :
Dr Rama Zahedi
Dr Laurent Machevin
Dr Yamil Kasmi

Au Dr David Touboul pour mon initiation au cross-link

Au Dr Jean-Jacques Saragoussi pour ses précieux conseils en chirurgie réfractive

A mes grands frères et grandes sœurs d'ophtalmologie :

A Pierre, nul besoin d'être sérieux pour travailler sérieusement…Voilà sans doute une bonne façon de résumer ton état d'esprit. Ce fut un plaisir d'être ton interne. Merci de m'avoir initié au monde de la réfractive. Pierre, j'ai craqué…

A Amélie, pour ta gentillesse et ta simplicité

A Julie, merci pour tes avis précis tout au long de mon internat, tes compétences médicales et chirurgicales sont un exemple pour moi

A Mounir, que seraient devenus tous nos PC sans toi ? Merci pour ta disponibilité. Ta passion pour la rétine est admirable

A David, je te dois tellement qu'un simple merci sonnerait un peu creux. Tu as été un co-interne exemplaire mais surtout un chef hors du commun. Nos petits staff paupières à Evreux sont pour moi un de mes grands souvenirs d'interne.

A Etienne, au-delà de l'amitié qui nous unit, j'ai toujours vu en toi un modèle, un exemple. Tes compétences n'ont d'égale que ton humilité. Merci pour ces précieux conseils au bloc ou en consult', et surtout merci pour cet état d'esprit que tu as su insuffler à toute une génération d'interne. Prendre ta suite ne sera pas chose facile alors je compte sur toi pour ne pas trop t'éloigner.

A mes co-internes

A Olivier, je commence par toi, c'est bien normal on a commencé ensemble ! Depuis les
souvenirs se sont enchaînés : De Limoges à Abbeville ou de Nice à San Francisco ! Ce
fut un véritable plaisir d'être ton co-interne, c'est surtout un honneur d'être ton ami.

A Béné, pour ta gentillesse et pour m'avoir montré comment on allume une lampe à fente.
Merci pour tous ces bons moments passés dans le service ou autour de crêpes au
nutella !

A Liza, pour tous les bons goûters…

A Florine, notre princesse ! Les moments qui arrivent changeront ta vie… Profites en bien. A
bientôt du coté de Fourmi pour une Welsh ou une tarte au Maroualle !

A Hélène, un sacré coup de fourchette la chti ! Ta passion pour la pédiatrie est admirable.

A Alex, mon fiot ! Tu fais partie de ces gens amoureux de la vie, ne change rien !

A Perrine, quel bonheur de te retrouver comme interne après t'avoir connu comme externe !
Merci pour ton aide dans le recueil des données et pour la relecture de cette thèse.
Le prochain Big Mac, il est pour moi !

A Math, c'est un véritable bonheur pour nous tous de te compter au sein de la team
ophtalmo !

A Olivier 2, à Zied, à Nico le Doss', à Badboy

A David Toubeau

A Mary Jan, pour les Stats

A toute l'équipe d'ophtalmologie du bloc, de la consult' et de l'hospit' pour votre
dévouement, votre patience

A Vero, Bea, Paulo, Delphine

A Laetitia, sans toi ce travail n'aurai pu voir le jour, merci pour les dossiers et pour avoir
reconvoqué les patients. Merci aussi pour ton amitié et ta gentillesse au quotidien.

A ma famille

Ma petite maman, aujourd'hui se termine une histoire commencée il y a 12 ans dans le quartier de la Timone. Jamais je n'y serai arrivé sans ton soutien constant, sans tes conseils et surtout sans ton amour. Toi, qui as passé 3 concours de première année et 3 concours d'internat, ce travail est le tien. Merci pour tout

A mon grand frère David, tu as toujours été un grand frère protecteur et bienveillant, que de bons souvenirs passés à tes cotés. Vivement la suite

A ma petite sœur Nelly pour sa gentillesse et sa disponibilité

A mon petit frère Stéphane, j'ai beaucoup d'admiration pour toi, tu fais partie de ces gens pour qui tout est simple. Te voir choisir l'ophtalmologie m'a rendu très fier, continue !

A mon oncle Jo et ma tante Josette

A mon cousin Gérald : le temps qui passe nous a un peu éloigné, je n'oublie pas les batailles de boules de neige ni les journées à aqualand ! Tu restes pour moi un deuxième grand frère.

A mes mamies Yvonne et Estelle

A mes papy Achille et Maurice, que j'aurai aimé connaître un peu mieux

A ma Belle-Famille

A mon Beau-père, Arthur Grosicki, c'est triste de vous avoir vu partir si jeune. J'avais beaucoup d'admiration pour vous et votre parcours personnel. Je tacherai toujours de m'en inspiré.

A ma Belle-mère, Dolly pour sa gentillesse et ses bons petits plats

A ma Belle-sœur malou

Aux Beauf' de tout bord : Cédric, Fabrice, Gérard et Benjamin

Aux Copains

A Fred, On avait 20 ans et on partait chercher une histoire comme d'autres vont chercher un trésor. Que de bons souvenirs passés depuis.

A Ghani, première rencontre exceptionnelle au cours d'un TP d'histo, depuis on a partagé pas mal d'aventures de Marseille à Marrakech pour finir à Rouen ! L'amitié que tu me portes est un honneur.

A Ludo, j'envie cette joie de vivre, cette façon de penser « je suis heureux parce que je le veux » j'ai beaucoup à apprendre de toi

A Vincent, le Maître, préparer l'internat à tes cotés fut la plus grande des motivations. C'est avec plaisir que l'on s'est retrouvé quelques années plus tard autour de divers congrès et autres D.U.

A Greg, pour ta gentillesse et ta disponibilité, et pour notre goût commun des bonnes tables Rouennaises !

A ces patients qui m'ont apporté bien plus que je ne leur ai donné…

A Rachel,

Merci pour ton soutien infaillible durant toutes ces années

Merci pour l'amour que tu me portes et que je ne suis pas sûr de toujours mérité

Merci pour notre petite vie

Reçois ici la preuve de tout mon amour

A Paul,

Toi, tu n'as pas fait grand-chose pour mériter ces quelques lignes mais un sourire de toi et plus rien n'a d'importance, ne grandis pas trop vite…

« I will put my breath into you and you shall live again and I will set you upon your own soil...»

Ezekiel 37:14

27

ABREVIATIONS

AV : Acuité visuelle

BFS : Best fit sphère

CLEK : *Collaborative longitudinale evaluation of keratoconus*

DE : Densité endothéliale

ETDRS : *Early Treatment Diabetic Retinopathy Study*

ES : Equivalent sphérique

KLP : Kératoplastie lamellaire profonde

KT : Kératoplastie transfixiante

LRPG : Lentilles rigides perméables aux gaz

MAVC : Meilleure acuité visuelle corrigée

MMP : Métalloprotéinase

MS : Microscopie spéculaire

PCA : Ponction de chambre antérieure

PIO : Pression intra-oculaire

PMO : Prélèvement multi organes

PPM : Prélèvement post mortem

Table des matières

INTRODUCTION-OBJECTIFS

Le kératocône correspond à une pathologie amincissante et lentement évolutive de la cornée. Il entraîne une baisse de l'acuité visuelle pouvant être corrigée par divers moyens selon le stade de la maladie. Dans les cas évolués ou en cas d'échec des autres options thérapeutiques, seule une greffe de cornée est susceptible d'améliorer l'acuité visuelle.

La kératoplastie transfixiante a longtemps était considérée comme la technique de référence apportant de bons résultats réfractifs à court, moyen et long terme mais exposant à une décompensation cornéenne par insuffisance endothéliale à très long terme. Ce paramètre ne peut être négligé car le kératocône se déclare le plus souvent chez l'adulte jeune. De plus la kératoplastie transfixiante présente un risque de rejet nécessitant un traitement par corticothérapie locale prolongée, elle-même source de iatrogénie.

La greffe lamellaire est un concept ancien, tombé en désuétude en raison des résultats réfractifs médiocres liés aux irrégularités d'interface entre le greffon et le lit receveur.

Depuis une dizaine d'années, les connaissances anatomiques de la cornée ont évolué et ont permis l'avènement de la greffe lamellaire profonde dans laquelle le stroma pathologique est réséqué et la membrane de Descemet est mise à nu. Un greffon dépourvu d'endothélio-Descemet peut alors être apposé et suturé.

Après un rappel sur la physiopathologie et la prise en charge du kératocône, notre étude s'attachera à estimer les résultats à long terme de la kératoplastie lamellaire profonde concernant la réfraction, la densité endothéliale, la viabilité du greffon et la survenue de complications.

Les objectifs de notre étude étaient d'évaluer rétrospectivement les différentes techniques de kératoplastie lamellaire profonde et de les comparer à la kératoplastie transfixiante.

Nous avons ensuite suivi les patients pour apprécier le bénéfice visuel, la qualité du greffon à long terme et la survenue de complications per et post-opératoires.

Cette étude s'inscrit dans le cadre des engagements pris par le service d'Ophtalmologie du CHU de Rouen, centre de compétence nationale du kératocône, pour l'amélioration des connaissances scientifiques et la prise en charge des patients.

PREMIERE PARTIE

I. Le kératocône

1. Définition

Le kératocône est la plus fréquente des dystrophies cornéennes non inflammatoires. Sur le plan anatomique, elle est définie par une ectasie amincissante de la cornée centrale.

Il s'agit d'une affection lentement progressive, le plus souvent bilatérale et asymétrique, responsable d'une myopisation et d'un astigmatisme irrégulier plus ou moins sévère selon le caractère conique de la déformation. En en fin d'évolution, il existe souvent des opacités cornéennes.

2. Historique

La première description est attribuée à Benedict Duddell en 1729. En 1748, le chirurgien allemand Burchart Mauchard détaille l'affection qu'il nomme « Staphyloma Diaphanum ».

En 1854, Nottingham, publie un ouvrage intitulé « Pratical observations on conical cornea ».

Sir William Bowman utilisera le rétinoscope pour décrire de manière plus fine la déformation cornéenne en 1859.

Le terme de « Kératocône » est introduit par Johann Horner dans sa thèse « traitement du kératocône » en 1869.

En 1888, une approche moins invasive du traitement est envisagée par l'ophtalmologiste français Eugène Kalt qui réalise le premier équipement par une lentille en verre pour un kératocône.

En 1909, un rapport de la Société Française d'Ophtalmologie, présenté par le Pr Parizzoti, sera consacré au kératocône.

Amsler sera le premier à réaliser une étude portant sur une série de patients en 1951 [1].

II. Diagnostic clinique

1. Circonstances de diagnostic et signes fonctionnels

Il est difficile de préciser le début de l'atteinte car le kératocône est indolore et évolue de façon très progressive. Il peut s'agir d'une découverte fortuite lors d'un examen systématique. Dans ces circonstances le terme de kératocône fruste a été proposé par Amsler [1]. Il peut être retrouvé sur l'œil adelphe d'un patient porteur d'un kératocône unilatéral ou survenir dans la parenté d'un sujet porteur d'un kératocône cliniquement apparent.

La fréquence de reconnaissance des kératocônes frustes a considérablement augmenté dans les dernières années du fait du développement de la topographie cornéenne et surtout en raison de sa recherche systématique dans le bilan préopératoire d'une chirurgie réfractive.

Le plus souvent le diagnostic est posé chez un adolescent ou un adulte jeune se plaignant de signes fonctionnels dont la plupart sont sans spécificité :

- sensation de brouillard visuel progressif
- baisse d'acuité visuelle, plus importante en vision de loin que de près en général, unilatérale et mal corrigée par les lunettes
- déformation des images, diplopie
- photophobie, irritation oculaire
- altération de la vision des contrastes
- asthénopies, céphalées
- rarement, vision trouble après un effort physique traduisant l'amincissement cornéen.

Dans l'étude CLEK [2], 90 % des diagnostics étaient posés entre 10 et 39 ans.

2. Signes physiques

a) Astigmatisme myopique irrégulier évolutif

Dans un premier temps, le sujet a une acuité visuelle correcte grâce au port de lunettes corrigeant sa myopie et son astigmatisme. La myopie va ensuite s'accentuer et l'astigmatisme va varier en puissance et surtout en axe. L'axe est plutôt horizontal au début et évolue souvent vers une position oblique ou verticale. Le patient sera insatisfait de sa correction, malgré une acuité visuelle correcte car il existe une distorsion des images. Les reflets et les dispersions de lumière sont très gênants.

Le trou sténopéique améliore considérablement la vision en éliminant les aberrations liées à l'astigmatisme et en augmentant le contraste.

La kératométrie de Javal a une importance majeure, surtout dans les formes débutantes [3] et reste une aide diagnostique précieuse malgré l'avènement des topographes cornéens.

Cet appareil permet de mesurer l'astigmatisme cornéen antérieur. Dans le kératocône, les mires sont inégales, déformées, plus petites, difficiles à affronter et ne sont pas situées dans le même plan de la cornée, les axes ne sont plus perpendiculaires. Les courbures et les axes varient considérablement dès que l'on change la zone d'observation. L'astigmatisme se caractérise par sa variabilité dans le temps.

L'étude des rayons de courbures peut apporter des indications : plus le rayon de courbure est serré plus le kératocône est évolué, mais seulement dans le cas ou le kératocône est centré. Lorsque les rayons de courbures sont inférieurs à 7 mm, à fortiori à 6 mm, la présence d'un kératocône est très probable.

La kératométrie moyenne est en générale élevée en cas de kératocône. Toutefois, il est en pratique impossible de définir une valeur kératométrique normale de la cornée et donc de préciser à partir de quel chiffre de kératométrie le diagnostic de kératocône peut être porté : certains sujets peuvent avoir une puissance kératométrique allant jusqu'à 50 Dioptries et un astigmatisme très élevé sans jamais évoluer vers un kératocône et, à l'inverse, certains kératocônes gardent très longtemps des valeurs kératométriques basses.

b) Protrusion amincissante excentrique de la cornée

Elle s'apprécie à l'examen biomicroscopique. Il conforme la saillie cônique qui déforme la fente lumineuse, et peut mettre en évidence un amincissement visible notamment en utilisant une inclinaison de 30° de la fente. Cet amincissement est maximum au sommet de la fente.

La déformation n'est pas uniforme et Perry a distingué deux types de saillies coniques dans les kératocônes avancés [4] :

- Le plus habituel est le kératocône rond, il a un diamètre limité mais sa saillie peut être importante. Il se situe généralement dans le cadran nasal.
- Le cône ovalaire est souvent plus grand et situé dans le cadran inférotemporal, proche de la périphérie cornéenne.

L'évolution d'une forme à l'autre est discutée.

Au stade évolué, l'ectasie est visible à l'œil nu, par observation latérale du profil cornéen. La protrusion cornéenne peut provoquer une angulation de la paupière inférieure lorsque le patient regarde vers le bas : c'est le signe de Munson.

Le signe de Rizzuti est un signe d'apparition précoce correspondant à la convergence de la fente lumineuse en nasal lorsque la lumière est projetée en temporal. Dans une cornée normale, la fente éclaire de façon régulière et symétrique le limbe nasal.

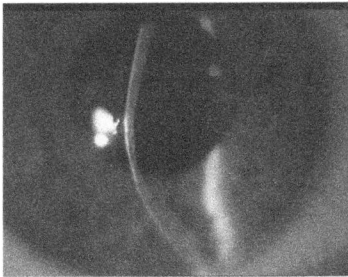

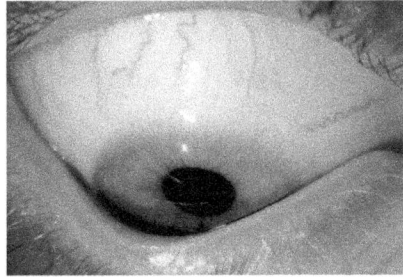

Figure 1 et 2 : Amincissement cornéen et signe de Munson

c) Opacités cornéennes

Différentes opacités peuvent accompagner la protrusion cornéenne transparente :
- Les stries de Vogt (ou d'Elschnig) : présentes chez 44 % des sujets [5]. Ce sont des lignes de contraintes verticales grisâtres localisées au sommet du cône, dans le stroma postérieur. Elles disparaissent lorsque l'on exerce une pression externe sur le globe oculaire. Elles sont sans doute liées à un reflet dû à un déplacement des lamelles stromales postérieures alors que les lamelles stromales antérieures sont respectées.

- Les lignes cicatricielles superficielles : elles intéressent le stroma antérieur du sommet du cône. Elles ont souvent un aspect réticulaire et correspondent à des ruptures de la membrane de Bowman remplies par du tissu cicatriciel. Plus l'ectasie est importante, plus les opacités cicatricielles sont fréquentes.

- Les cicatrices profondes : elles peuvent être vues au sommet du cône et peuvent se produire chez des patients qui n'ont jamais porté de lentilles. Il y à une proportionnalité entre la fréquence de ces opacités et la saillie de l'ectasie cornéenne.

- L'anneau de Fleischer : présent chez 57 % des patients, c'est un anneau brun foncé siégeant à la base du sommet du cône, dans le plan de la membrane de Bowman. Il est dû à un dépôt de ferritine, et est plus visible en lumière bleue. Lorsque l'ectasie progresse, l'anneau tend à devenir plus pigmenté, plus étroit, et plus complet.

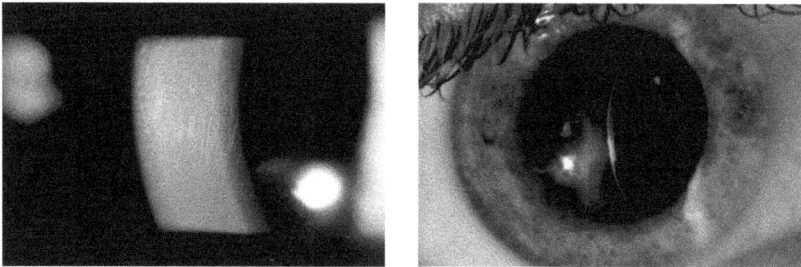

Figure 3 et 4 : Stries de Vogt et opacité stromale

d) Visibilité anormale des nerfs cornéens

Les nerfs cornéens ne sont normalement pas visibles chez les sujets jeunes mais le deviennent avec l'âge. Dans les kératocônes, les nerfs cornéens deviennent visibles à un âge normalement précoce et forment un enchevêtrement de lignes grises. Vogt pensait que cette augmentation de visibilité résultait de l'amincissement de la cornée [6].

Bron [7] estime que si les nerfs cornéens sont normalement peu visibles, c'est en raison de la similitude d'indice de réfraction entre ces nerfs et le stroma. Dans le kératocône, il y aurait un changement de l'indice de réfraction résultant sans doute des modifications de structure, et en particulier de la substance fondamentale qui rendrait visibles les nerfs cornéens.

3. Classification d'Amsler

Il s'agit d'une classification clinique établie en 1946 [1], elle est toujours utilisée :

-Stade 1 : Astigmatisme oblique avec asymétrie visible au kératomètre de Javal. L'acuité visuelle reste normale ou subnormale.

-Stade 2 : Astigmatisme asymétrique plus marqué et visibilité de l'amincissement cornéen à la lampe à fente.

-Stade 3 : La kératométrie, même approximative est impossible. La déformation, qui reste transparente est visible à l'œil nu. L'amincissement cornéen est plus marqué. L'acuité visuelle est nettement diminuée.

-Stade 4 : Les signes précédents sont majorés, l'amincissement est important. On observe des opacités linéaires au sommet du cône.

4. Formes évolutives

Le kératocône apparaît à l'adolescence. L'évolution est lente et progressive, étalée sur 5 à 10 ans, alternant volontiers des phases stationnaires avec des phases de poussées. Les poussées sont souvent concomitantes de modifications hormonales (puberté, grossesse, ménopause).
Plus l'apparition des premiers signes est précoce, plus l'évolution est rapide. Dans l'ensemble, la progression de la maladie se fait surtout entre l'âge de 10 et 20 ans. Elles est plus lente entre 20 et 30 ans, et est réduite après 30 ans.

5. Formes cliniques

Trois tableaux cliniques évolutifs peuvent être décrits :

- Les formes frustes, infracliniques, les plus nombreuses. Leur fréquence a pu être révélée par les études vidéotopographiques dans les familles de sujets atteints, et sur les yeux adelphes dans les cas de kératocônes supposés unilatéraux. Ces formes sont stables ou ne progressent que très lentement. Elles sont généralement limitées à un astigmatisme.
- Les formes chroniques, typiques et leurs différents stades.
- Les formes aiguës : Il existe une rupture aiguë de la membrane de Descemet. Le patient est photophobe et très larmoyant, l'œil est rouge, la conjonctive périlimbique est injectée. Les douleurs sont plus ou moins importantes. L'irruption d'humeur aqueuse à l'intérieur de la cornée provoque un œdème épithélial et stromal brutal, et l'apparition d'une opacité profonde diffuse. Une zone arrondie d'aspect spongieux, saillante est facilement visible, traduction d'un œdème micro kystique de l'épithélium qui recouvre cette zone.

Dans les cas sévères, la membrane de Bowman peut se rompre par endroits et être remplacée par du tissu fibreux cicatriciel. Après quelques semaines, les cellules endothéliales proche de la rupture de la membrane de Descemet s'élargissent et reconstituent une nouvelle membrane. L'œdème se résorbe, l'acuité visuelle diminue en cas de taie cornéenne centrale. Si elle n'est pas axiale, la cicatrice stromale peut provoquer un aplatissement de la cornée de telle sorte que l'acuité visuelle peut être augmentée et que l'adaptation d'une lentille de contact peut être facilitée [8].

En règle générale, l'évolution se fait vers une résolution spontanée avec maintien ou diminution de la vision. Plusieurs facteurs sont à l'origine d'un kératocône aigu, notamment un traumatisme ou une friction importante de l'œil. Le kératocône aigu est particulièrement fréquent chez les sujets trisomiques.

Il n'existe pas de consensus sur le traitement médical du kératocône aigu, certains préconisent l'utilisation de corticoïdes topiques associés à de l'atropine dans le but de diminuer l'œdème cornéen et la douleur.

Le traitement étiologique consiste en une réapplication de l'endothélio-Descemet au contact du stroma, des publications ont fait état de l'utilisation de SF6 en injection intracamérulaire avec un certain succès [9].

Au C.H.U de Rouen, nous avons utilisé pour la première fois en 2008 un greffon endothélial comme « bouchon descemetique » sur une large rupture de l'endothélio-

Descemet. Le résultat à court et long terme a été particulièrement intéressant et ouvre la voie à une nouvelle thérapeutique du kératocône aigu.

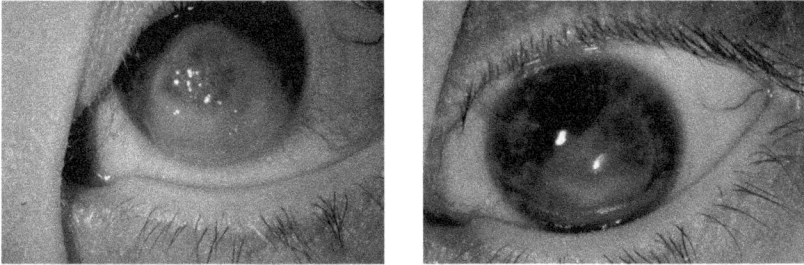

Figure 5 et 6 : Kératocône aigu et aspect à 8 mois post greffe endothéliale

III. Anatomie pathologique dans le kératocône

La cornée est le seul tissu transparent et avasculaire de l'organisme. Cette qualité est due à une organisation très régulière de sa structure laissant passer la lumière.

Chez l'adulte, elle mesure 11 à 12 mm horizontalement et 9 à 11 mm verticalement avec une épaisseur d'environ 0,5mm au centre pour atteindre 0,7mm en périphérie.

La forme normale de la cornée est convexe et asphérique, elle procure plus des 2/3 du pouvoir réfractif de l'œil, cette puissance dépendant du rayon de courbure, est en moyenne de 43 dioptries.

La cornée est formée de 5 couches : l'épithélium, la membrane de Bowman, le stroma, la membrane de Descemet et l'endothélium

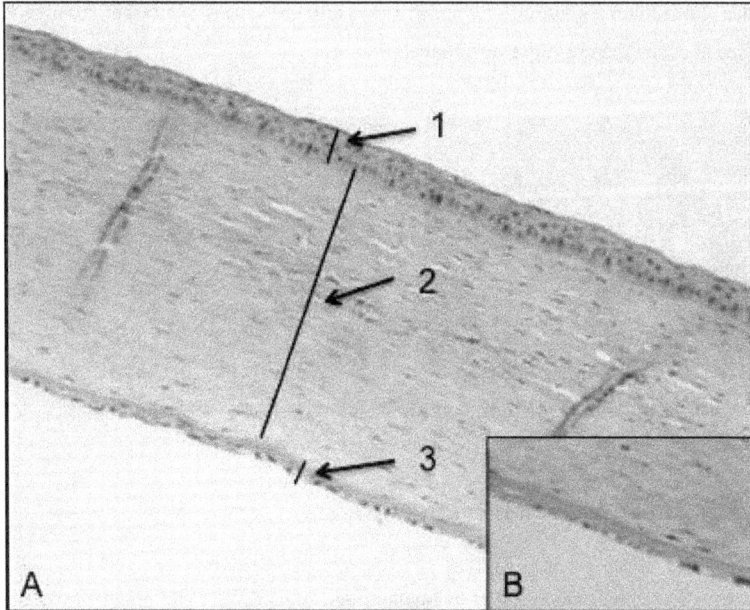

Figure 7 : Histologie d'une cornée saine

A : Epithélium (1), stroma (2) et endothélio-descemet (3)

B : Fort grossissement de la membrane de Descemet et de la monocouche de cellules endothéliales

Dans le kératocône, l'atteinte histologique prédomine au niveau de la membrane de Bowman et du stroma, cependant l'ensemble des couches peut être atteint.

D'avant en arrière, on distingue

1. L'épithélium

Il s'agit d'un épithélium pavimenteux stratifié non kératinisé comprenant 5 à 7 couches de cellules dans sa partie centrale et 8 à 10 dans sa partie périphérique. Son épaisseur est de $50\mu m$ (environ 10 % de l'épaisseur cornéenne).

Il est composé de 3 parties : les cellules superficielles, les cellules intermédiaires et les cellules basales. La membrane basale est synthétisée par les cellules basales épithéliales et sépare l'épithélium de la membrane de Bowman.

Les cellules non épithéliales sont des lymphocytes, des cellules de Langerhans et des mélanocytes.

Il se renouvelle en permanence à partir des cellules souches limbiques et joue un rôle de barrière et de porte d'entrée pour les éléments nécessaires à la nutrition de la cornée.

Dans le kératocône, les altérations épithéliales sont constantes, cependant il est diversement touché selon l'intensité et l'ancienneté du kératocône. Il existe une atrophie des couches moyennes et basales réduites à 2 ou 3 assises cellulaires [10]. La membrane basale de l'épithélium est très irrégulière, avec des ruptures et des épaississements.

En microscopie spéculaire et confocal, on note la présence d'un œdème, les cellules basales présente une dégénérescence cytoplasmique avec altération des membranes cellulaires et remaniements nucléaires [11, 12].

2. La membrane de Bowman

C'est une structure acellulaire d'environ 12µm d'épaisseur, composée de fibres de collagène (I et III) et de protéoglycanes.

Dans le kératocône, il existe une perte de la structure homogène de la membrane de Bowman qui prend un aspect fibrillaire. Puis elle présente des épaississements localisés, des ondulations et des ruptures comblées par du tissu conjonctif cicatriciel ou des cellules épithéliales [13].

3. Le stroma

Il représente environ 90 % de l'épaisseur cornéenne totale. Il est composé de kératocytes, de matrice extracellulaire et de fibres nerveuses. C'est une structure presque acellulaire car l'ensemble des cellules ne constitue que 2 à 3 % du volume stromal. Le collagène constitue 70 % du poids sec de la cornée. Il est majoritairement de type I (> 80 %), on retrouve aussi du collagène de type III et IV.

Les molécules de collagène de type I forment des fibrilles de 10 à 300 nm de diamètre, dont l'assemblage aboutit à des fibres de collagène.

Ces fibres sont disposées en lamelles superposées qui traversent la cornée du limbe au limbe parallèlement à la surface. La transparence cornéenne est maintenue par la grande régularité dans le diamètre (22,5 à 35 nm) et l'espacement des fibrilles de collagène entre elles (41,5 nm). Cette architecture confère à la cornée une résistance mécanique élevée.

La substance fondamentale sécrétée par les kératocytes est composée de protéoglycanes et de glycoprotéines, leur présence permet de maintenir constant l'espacement inter fibrillaire et l'hydratation stromale grâce à la pression de gonflement qu'ils exercent au niveau de ces espacements, et leur rôle d'absorption et de rétention des molécules d'eau.

Les kératocytes forment un réseau tridimensionnel où chaque élément cellulaire est relié à ses voisins par des gap junctions. Cette structure leur permet de communiquer activement et de constituer une entité fonctionnelle unique.

En cas d'agression, les kératocytes proches du site de l'altération perdent leurs connexions, s'activent en fibroblaste et se consacre à la restauration du stroma lésé.

Le rôle essentiel des kératocytes est de maintenir l'intégrité de la matrice extracellulaire.

Pour cela ils synthétisent des molécules de pro collagène et les glycosaminoglycanes. Parallèlement, ils synthétisent des enzymes de dégradation du collagène comme les métalloprotéinases. La régulation fine de la synthèse et de la dégradation de la matrice extracellulaire permet de maintenir l'homéostasie de l'architecture stromale.

On retrouve également des cellules de Schwann qui entourent les axones, des lymphocytes B et T, des monocytes et des cellules de Langerhans.

Dans le kératocône, l'amincissement du tissu stromal, maximal dans la zone centrale du kératocône, n'est pas dû à une diminution propre de la taille des lamelles de collagène qui restent normales mais à une réduction du nombre de ces lamelles. Au niveau du stroma moyen et profond, il y a souvent une désorganisation des lamelles stromales avec une perte de parallélisme de ces lamelles. Ainsi, il présente fréquemment des ondulations anormales.

L'innervation stromale paraît hypertrophique ; Pouliquen a particulièrement souligné la modification de la population des kératocytes lors des kératocônes [14].

4. La membrane de Descemet

La membrane de Descemet est la membrane basale de l'endothélium, elle est composée essentiellement de collagène de type IV et de laminine. On distingue une couche antérieure striée d'environ 3µm d'épaisseur présente à la naissance et une couche postérieure non striée qui s'épaissit avec l'âge.

La membrane de Descemet constitue le plan de dissection, entre le stroma et l'endothélio-Descemet, dans les kératoplasties lamellaires profondes où l'on cherche, par différentes techniques, à la mettre à nu. Les caractéristiques de cette interface entre le stroma et la membrane de Descemet ne sont pas bien connues, cependant des études morphologiques et immuno-histochimiques ont montré que ces deux structures ne pouvaient être séparées facilement [15].

D'autres études réalisées en microscopie spéculaire, sur des patients opérés de kératoplastie lamellaire profonde, ont confirmé l'absence de séparation entre le stroma profond et la membrane de Descemet [16]. Ces résultats suggèrent que la membrane de Descemet reste attachée fermement au stroma cornéen et que la séparation au cours de la kératoplastie lamellaire profonde se fait dans l'épaisseur même de la membrane de Descemet.

Les lésions retrouvées dans le kératocône sont moins caractéristiques, la membrane de Descemet peut présenter des ondulations, des déformations, des plis et parfois des ruptures (kératocône aigu).

5. L'endothélium

C'est une couche monocellulaire disposée sur la face postérieure de la membrane de Descemet.

Les cellules endothéliales mesurent 5μm d'épaisseur et 20μm de largeur. Elles ont une forme hexagonale et un aspect uniforme avec une disposition en nid d'abeille.

Les cellules endothéliales ne se renouvellent pas et leur densité, qui est de 3500 cellules/mm², chez l'adulte jeune, va régulièrement diminuer avec l'âge.

La fonction essentielle de l'endothélium est de réguler l'hydratation cornéenne pour maintenir constant les 78% d'eau dans le stroma, ce mécanisme est régulé par les pompes Na/K ATPase et bicarbonates.

Dans une cornée kératocônique, l'endothélium est normal au début de l'affection ; à un stade plus évolué, les cellules sont moins nombreuses et remaniées : elles s'allongent vers l'apex et s'applatissent [17].

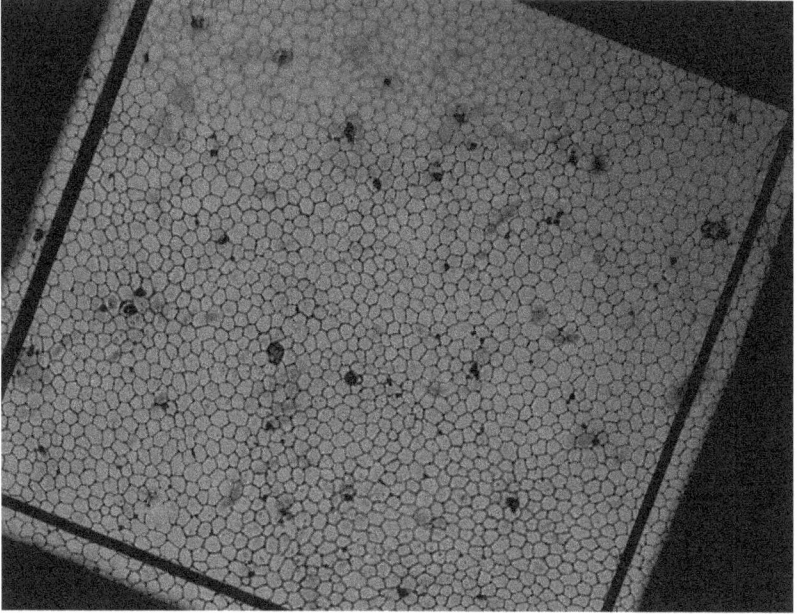

Figure 8 : Montage à plat d'un endothélium cornéen humain sain coloré au rouge d'Alizarine, grossissement x 100

IV. Etiopathogénie

La pathogénie du kératocône demeure mystérieuse, il est en effet difficile d'expliquer cet amincissement évolutif, bilatéral, non inflammatoire sans modification de transparence notable. Depuis une quarantaine d'années, ce sont les modifications histologiques, biochimiques et maintenant génétiques qui sont au centre des recherches.

1. Modifications histologiques

Il existerait une désorganisation des fibres de collagène avec perte du parallélisme. Afin de vérifier cette hypothèse, il est nécessaire de modéliser l'organisation des fibres de collagène dans une cornée normale et kératocônique.

Meek [18], en 2005 a utilisé une technique de dispersion aux rayons X pour analyser l'orientation des lamelles de collagène sur des cornées normales ex vivo et sur des boutons cornéens de kératocône après greffe. Ainsi, dans une cornée normale, les lamelles de collagène sont orientées verticalement et horizontalement alors qu'on observe une distribution asymétrique dans le kératocône avec un déplacement des lamelles de collagène depuis le cône jusqu'à la périphérie. Ce changement d'orientation, inter et probablement intra lamellaire est difficilement explicable par un simple dysfonctionnement dans le système de production et de dégradation du collagène. Il serait plutôt le résultat d'un glissement et d'un remodelage de ces lamelles. La cause initiale pourrait être d'origine génétique et déclencher une altération de la matrice protéique stabilisant les fibres de collagène, entraînant un glissement de ces lamelles.

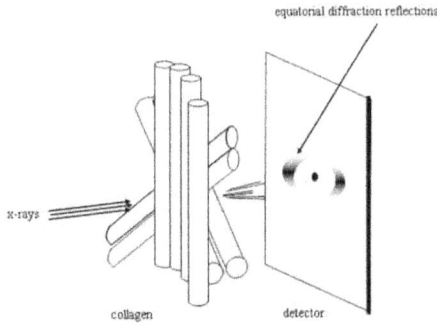

Figure 9: Modélisation de l'orientation des lamelles de collagène par dispersion des rayons X

En 2007, Morishige et Jester [19] ont utilisé la microscopie confocale multiphotonique pour étudier les fibrilles de collagène. Ils ont mis en évidence, dans les cornées normales, des lamelles de collagène de toutes tailles partant de la Bowman selon un angle de 23° environ et s'enfonçant jusqu'à 120 µm de profondeur. La disposition des lamelles suggère un nombre important d'interconnections. Dans le kératocône, on observe une diminution du nombre de lamelles et du nombre d'interconnections. Par ailleurs, il n'existe qu'un nombre réduit de lamelles amarrées à la membrane de Bowman qui lorsqu'elles le sont, ne s'enfoncent que superficiellement dans le stroma. Ainsi pourrait-on expliquer la faiblesse mécanique de la cornée kératocônique à l'origine de l'amincissement central.

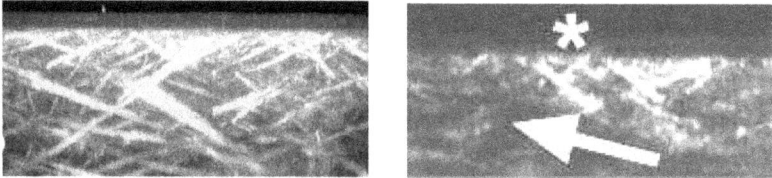

Figure 10 : Analyse en microscopie confocale multiphotonique de l'amarrage des lamelles de collagène à la membrane de Bowman. Dans une cornée normale (à gauche) et dans un kératocône (à droite)

2. Etudes biochimiques

Les quantités de collagène de type I et III sont retrouvées dans les mêmes proportions que dans les cornées normales [20]. Cependant, l'amincissement cornéen pourrait être expliqué par le système de production et de dégradation du collagène.

Les kératocytes, cellules actives, sécrètent en permanence du collagène participant à la formation des fibres de collagène de type I. La destruction des fibres vieillies est sous la dépendance de protéases, essentiellement des métalloprotéinases (MMP) matricielles

Des études biochimiques ont permis de mettre en évidence une activité accrue des métalloprotéinases (MMP) MMP-2 et MMP-9 et une baisse de l'activité d'inhibiteurs des protéases comme l'alpha-1-protease inhibitor. D'autres travaux ont suggéré l'implication de la voie de signalisation de l'oxyde nitrique : en effet, l'expression de l'inducible nitric oxyde synthase est augmentée dans les cornées kératocôniques alors que l'activité de la superoxyde dismutase est diminuée de moitié. On retrouve donc de forts taux d'oxyde nitrique dans les cornées atteintes, ce qui pourrait augmenter l'activité des MMP. Ces résultats suggèrent que le phénotype du kératocône pourrait être le résultat d'une dérégulation de la réponse du stress oxydatif au niveau de la cornée [10].

Il existe par ailleurs une expression anormale des cathepsines B et G, protéinases lysosomales qui pourraient avoir une action aussi importante que les MMP matricielles incriminées dans la dégradation stromale.

De récentes études montrent également la présence de molécules inflammatoires telles que les interleukines et le tumor necrosis factor (TNF) dans les larmes des patients kératocôniques [21]. Ces molécules inflammatoires pourraient être liées au frottement oculaire retrouvé chez 50% des patients atteints.

Il y a donc une diminution de la production de collagène avec augmentation de la synthèse de protéoglycanes anormales et augmentation de la dégradation du collagène.

L'ensemble des anomalies altérerait les jonctions entre les fibrilles de collagène, ceci serait responsable d'un glissement de ces fibrilles avec diminution de la résistance mécanique et déformation de la cornée.

3. Etudes génétiques

Le kératocône est le plus souvent sporadique, cependant de nombreuses études suggèrent une influence génétique dans la pathogénie de l'affection : elles portent sur l'atteinte chez les jumeaux, la bilatéralité, la présence de kératocône chez les apparentés de premier degré de patients atteints.

a) Etudes sur les jumeaux

Les pathologies d'origine génétiques touchent de façon plus concordante les jumeaux monozygotes que les dizygotes. Dans les situations où la génétique ne semble pas expliquer en totalité une pathologie, la comparaison de l'incidence chez les jumeaux monozygotes et dizygotes peut apporter une aide étiologique. Si des jumeaux monozygotes ne sont pas atteints de façon concordante dans les mêmes conditions, des facteurs non génétiques doivent être évoqués.

Dans la littérature, 9 cas de kératocône chez des jumeaux monozygotes ont été rapportés dans tous les cas, les jumeaux étaient atteints, parfois de façon asymétrique et à un stade infraclinique [22]. Ceci confirme une influence probable de la génétique dans le développement du kératocône.

b) Etudes familiales

De nombreuses séries retrouvent une histoire familiale dans 6 à 10 % des cas [23]. La majorité des travaux suggèrent une hérédité autosomique dominante avec une pénétrance variable. Un mode autosomique récessif ainsi que quelques cas liés au chromosome X ont été décrits.

c) Analyses génétiques

Le but de ces analyses est d'identifier des « gènes candidats » pouvant influencer la pathologie. On recherche la contribution de chacun des gènes dans le développement de la maladie, le mode de transmission, la présence ou l'absence d'une hétérogénéité génétique (une ou plusieurs pathologies avec le même phénotype) et enfin la localisation chromosomique du gène.

Les anomalies retrouvées au niveau du collagène cornéen et l'association du kératocône à certaines pathologies du tissu conjonctif ont amené à évoquer les gènes codant pour le collagène comme « gènes candidats ». Il existe 28 gènes, répartis sur 12 chromosomes, codant pour les différents types de collagène. Cependant seuls les collagènes de type I, III, IV, VI, VII, et VIII sont retrouvés au niveau de la cornée, et donc seuls les gènes codant pour ces type de collagène peuvent être considérés comme « gènes candidats ». Après des études préliminaires, il apparaît que *COL1A1* et *COL1A2* sont d'excellents candidats [24].

Au total, il faut retenir que la physiopathologie du kératocône est multifactorielle : son développement est lié à :
- une susceptibilité génétique
- des modifications de l'orientation des lamelles de collagène
- une altération de la matrice extracellulaire
- un dysfonctionnement dans le système de production et de dégradation du collagène

V. Epidémiologie

L'incidence varie de 50 à 230 pour 100 000 habitants dans la population générale (approximativement 1 pour 2000). Cette variabilité reflète les critères subjectifs utilisés pour établir le diagnostic avec inclusion ou pas des formes frustes infracliniques. La prévalence est de 54,5 pour 100 000 habitants [23].

Le kératocône touche toutes les ethnies sans prépondérance de sexe. Classiquement, l'atteinte débute à la puberté et se développe de façon progressive jusqu'à la troisième décade.

La plupart du temps, il s'agit d'une affection isolée, il existe toutefois des associations à des pathologies générales et des facteurs de risque.

1. Facteurs héréditaires et chromosomiques

De nombreux cas familiaux ont été décrits, notamment chez des jumeaux. Les topographies cornéennes réalisées dans la fratrie de patients porteurs de kératocône ont montré la présence de formes infracliniques. D'autre part, des anomalies chromosomiques sont plus fréquemment rencontrées chez les patients porteurs de kératocône :

-La trisomie 21 : L'incidence serait 10 à 30 fois plus grande que dans la population générale. Rabinowitz a suggéré l'existence d'un gène situé à proximité du centromère du chromosome 21 [24] .

-L'amaurose congénitale de Leber : L'incidence du kératocône est particulièrement forte avec 30% des patients de plus de 15 ans. Le gène probablement impliqué a été localisé au niveau du chromosome 17p14 sur un locus différent de la guanylate cyclase, dont la mutation est habituellement impliquée dans la maladie de Leber.

-Le syndrome de Turner

-Le syndrome d'hypopigmentation généralisée

2. Terrain atopique

Retrouvée dans 20 à 30 % des cas, l'atopie se manifeste essentiellement par de l'eczéma ou de la conjonctivite allergique. Les frottements des yeux réalisent des traumatismes répétés qui pourraient intervenir dans la pathogénie du kératocône. Les frottements augmenteraient la température de la cornée, et la sécrétion de médiateurs inflammatoires, de plus ils favoriseraient la déformation et le glissement des fibrilles de collagène.

3. Maladies du tissu conjonctif

C'est essentiellement avec quatre affections que l'on a retrouvé des associations avec un kératocône :

-Le syndrome d'Ehlers-Danlos : C'est une dysplasie mésodermique touchant le collagène et le tissu élastique. L'étude de Robertson en 1975, portant sur 44 patients atteints de kératocône, retrouve 50% de patients présentant une hyper laxité ligamentaire associée à un syndrome d'Ehlers-Danlos [25].

-L'hyperlaxité articulaire : souvent familiale, elle peut être isolée ou associée à d'autres pathologies comme le syndrome d'Ehlers-Danlos, la maladie de Marfan ou le pseudoxanthome élastique.

-La maladie de Marfan : c'est la dystrophie héréditaire la plus fréquente du tissu conjonctif, le plus souvent autosomique dominante. Elle associe d'autres atteintes oculaires : subluxation du cristallin, augmentation de la longueur axiale, décollement de rétine. L'association avec un kératocône reste relativement rare.

-L'ostéogenèse imparfaite : elle est due à une anomalie du collagène de type I de l'os. Bien que l'anomalie oculaire la plus fréquente soit une sclère bleutée, liée à sa minceur, quelques cas de kératocônes ont été rapportés [26].

4. Prolapsus de la valve mitrale

Cette association a souvent été rapportée dans la littérature. Lors d'une étude avec échocardiographie réalisée chez cinquante patients porteurs de kératocône, il a été mis en évidence dans 22% des cas une anomalie de la valve mitrale à type de prolapsus (4%), une insuffisance mitrale (10%), ou des remaniements valvulaires (8%) [27]. Cette prévalence de prolapsus de la valve mitrale retrouvée dans ce groupe de patients est quatre fois supérieure à la population normale. Ces similitudes constituent un argument supplémentaire dans l'hypothèse d'une association, d'autant plus que cornée et valve cardiaque ont en commun certains types de collagène.

5. Facteurs hormonaux et métaboliques

L'atteinte débute à la puberté et peut subir des poussées évolutives pendant la grossesse.

6. Facteurs mécaniques et traumatiques

a) Le frottement oculaire

Le frottement oculaire est lié au terrain atopique ou à des troubles comportementaux tels ceux observés dans la trisomie 21. L'apparition plus fréquente du kératocône évoqué du côté de la main dominante suggère une corrélation avec le frottement oculaire [28].

b) Les lentilles cornéennes

Le rôle du port des lentilles dans la physiopathologie du kératocône est controversé.

Certaines études évoquent une influence du port des lentilles rigides dans le développement du kératocône avec un délai d'apparition de 7 à 12 ans [28]. Ceci est remis en question dans le rapport de la Société française d'Ophtalmologie sur les *lentilles de contact* [29] .

D'autres auteurs pensent au contraire que le kératocône était présent avant l'adaptation en lentilles à un stade infraclinique.

Pour certains enfin, la lentille aurait un rôle freinateur dans l'évolution du kératocône, elle aurait pour effet de contenir la poussée conique.

Il est important de retirer les lentilles rigides au moins 3 semaines avant un examen topographique afin d'éviter le phénomène de « corneal warpage » ou syndrome de déformation cornéenne induite par les lentilles.

c) Le floppy eyelid syndrom

Il concerne le patient obèse d'âge mûr présentant des apnées du sommeil. Sur le plan oculaire, il se manifeste par une hyperlaxité palpébrale avec conjonctivite papillaire chronique résistante aux traitement médicaux et une kératinisation plus ou moins importante du bord libre de la paupière inférieure

On assiste à une éversion palpébrale nocturne chez les patients dormant sur le ventre.

Il s'accompagne dans 18% des cas d'un kératocône dont la localisation parait directement en rapport avec la compression de l'œil en fonction de la position de décubitus, il existe une intolérance précoce aux lentilles de contact.

7. Association à d'autres pathologies oculaires

On décrit des atteintes du segment antérieur et postérieur. Les plus fréquentes sont : la rétinite pigmentaire, l'amaurose congénitale de Leber, l'aniridie, la microcornée.

VI. Diagnostic vidéotopographique

Le but de la topographie cornéenne est de décrire et d'analyser la forme et les courbures de la surface cornéenne. Elle fait partie intégrante du diagnostic de l'affection car, dans les formes débutantes, les signes biomicroscopiques sont souvent absents. De plus elle est reproductible et conditionne la qualité du suivi. Elle permet le diagnostic précoce de kératocône, d'identifier avec précision la position et l'importance de l'ectasie kératocônique et participe à la décision thérapeutique.

Elle permet de pallier au kératomètre de Javal qui :

-explore un faible diamètre cornéen (3mm)

-ne localise pas l'apex cornéen, l'axe visuel, et est imprécis au-delà de 50 dioptries.

1. Vidéokératoscopie

a) Principes et matériels

Les topographes les plus utilisés dérivent du concept de l'analyse du disque de Placido pour calculer les coordonnées spatiales de chaque point mesuré. La vidéokératoscopie utilise la propriété de réflexion de la face antérieure de la cornée qui se comporte comme un miroir convexe grâce au film lacrymal. Le principe de la vidéokératoscopie repose sur la numérisation de l'image cornéenne d'un disque de Placido modifié, constitué de plusieurs anneaux lumineux concentriques légèrement décalé en forme de cône. Il existe une relation mathématique entre, d'une part, l'écartement des cercles, leur diamètre ; et d'autre part, le rayon de courbure cornéenne, sa puissance [30]. Une cornée parfaitement sphérique donnerait une image où les cercles seraient parfaitement équidistants.

Toute déformation cornéenne entraîne une distorsion plus ou moins localisée de l'image des cercles concentriques.

Les vidéokératoscopes sont constitués d'une source lumineuse projetant des cercles de points concentriques sur la cornée, alors que le sujet fixe une mire au centre du cône de projection.

L'image réfléchie de ces cercles est capturée par une ou plusieurs caméras haute définition. La digitalisation de la position relative des différents anneaux est ensuite effectuée par un logiciel de détection. Le rayon de courbure de chaque point détecté est ensuite calculé par un algorithme propre à chaque fabricant, puis converti en puissance dioptrique.

Cependant, la vidéokératoscopie présente des limites évidentes. Le point central n'est pas directement analysé car la mire la plus interne n'est pas ponctuelle, mais est un anneau. La vidéokératoscopie ne mesure que la pente ou le rayon de courbure, et non l'élévation. Elle présente plusieurs autres biais de mesure et approximations liées à des hypothèses sur la forme de la cornée à partir de la mesure de la pente ou du rayon de courbure, différents algorithmes de la vidéokératoscopie reconstruisent la surface cornéenne selon une certaine modélisation de la cornée.

Si la vidéokératoscopie permet d'analyser des surfaces complexes, la reproductibilité et l'exactitude des mesures sont d'autant meilleures que l'on se rapproche d'une surface sphérique et que l'on est proche de l'axe visuel.

b) Expression des résultats

Les donnés disponibles peuvent être délivrées sous forme de résultats numériques : en rayons de courbures cornéens (en mm) ou en puissance réfractive (en dioptries). L'analyse qualitative et semi-quantitative des cartes numériques est grandement facilitée par le codage coloré des puissances dioptriques, réalisant une carte topographique dont l'échelle des couleurs est standardisée :

- Le vert représente la puissance cornéenne moyenne (44 dioptries)
- Les couleurs chaudes (du jaune au rouge) correspondent à des puissances réfractives cornéennes de plus en plus élevées, donc aux rayons les plus cambrés
- Les couleurs froides (du vert au bleu sombre) représentent les régions cornéennes les plus plates

La représentation de la topographie cornéenne peut être faite avec une échelle de couleurs relative ou absolue :

- L'échelle absolue ou standardisée est définie par convention sur une plage dioptrique large pouvant explorer les cornées des plus plates aux plus cambrées. Chaque couleur correspond à une puissance cornéenne fixe, identique d'un patient à l'autre. Les pas sont habituellement de 1,5 dioptries. L'échelle absolue est donc en général peu contrastée, mais permet de comparer des examens différents. C'est la plus utilisée.
- L'échelle relative, normalisée ou automatisée est une échelle où le logiciel adapte les limites de l'intervalle et le pas aux puissances mesurées. La résolution graphique est donc amplifiée, mais toute comparaison entre deux examens (d'un même individu ou entre individus différents) est impossible.

c) Résultats dans le kératocône

Concernant la représentation topographique colorée, deux différentes images doivent être retenues :
- L'image en mamelon, avec bombement important de la cornée périphérique
- L'image en nœud de papillon dont l'aile inférieure est constamment plus grande que l'aile supérieure, et dont les axes ne sont pas strictement alignés.

Certains vidéokératoscopes possèdent des logiciels d'analyse (Klyce/Maeda, Rabinowitz TMS) et proposent un diagnostic automatisé des kératocônes [31]. En effet, différents indices numériques ont été définis par analyse mathématique pour améliorer la sensibilité de détection des kératocônes par la vidéokératoscopie. Ces critères diagnostiques ont été établis par Rabinowitz et Mc Donnell [31] :
- Une augmentation de la puissance réfractive cornéenne centrale > 47 dioptries
- Une différence significative entre les puissances cornéennes moyennes, inférieures et supérieures. Cette différence exprimée dans le rapport I/S, dépasse rarement 0,80 dioptrie dans les cornées normales, mais devient supérieure à 3 dioptries en cas de kératocône.
- Une différence significative de puissance kératoscopique centrale entre les deux yeux : elle n'est pas constatée sur des cornées normales, elle est évocatrices de kératocône si elle dépasse une dioptrie, pouvant atteindre jusqu'à 4 dioptries.

L'utilisation de ces nouvelles méthodes de détection s'avère particulièrement utile dans la recherche des kératocônes débutants [32], dans le suivi de l'évolution de cas connus, et dans le dépistage à grande échelle [14].

L'usage de la vidéokératoscopie a permis la découverte de nombreuses formes infracliniques, notamment dans la familles de sujets atteints [23], et sur l'œil controlatéral des kératocônes présumés unilatéraux [33].

2. Topographie d'élévation

a) Principes et matériels

La topographie d'élévation associe la technologie de la vidéokératoscopie à un balayage de fente optique pour permettre l'acquisition de la carte d'élévation topographique des principaux dioptres antérieurs de l'œil (cornée antérieure, cornée postérieure et surface irido-cristallinienne antérieure). Dans la technologie Placido, l'image d'une mire correspond à un point de la surface cornéenne de façon dépendante de l'angle de réflexion, ce qui permet de déduire la pente (variation des rayons de courbure) en fonction de la distance des mires. Dans le balayage de fente, la digitalisation de l'image de la fente optique captée sous un angle précis, permet d'analyser simultanément plusieurs surfaces, de façon indépendante de l'angle de réflexion.

L'ORBSCAN ® (BAUSH&LOMB, Rochester, USA) est le topographe d'élévation le plus utilisé.

Le PENTACAM ® (OCULUS, Wetzlar, Allemagne) est composé d'une caméra rotative Scheimpflug. Une fente lumineuse bleue illumine une partie du segment antérieur de l'œil allant de la face antérieure de la cornée à la face postérieure du cristallin appelé « plan objet ». Les cellules transparentes de l'œil dispersent la lumière de telle manière que cette zone semble émettre cette lumière. La zone illuminée est photographiée à travers la pupille sous un angle de 45° appelé « plan objectif », avec un plan de la plaque réceptrice de la caméra appelé « plan film », lui-même orienté à 45° du plan objectif afin d'obtenir une image nette de la coupe illuminée de la cornée (image Scheimpflug). Cette géométrie permet d'obtenir des images nettes de section du segment antérieur. Un mécanisme de rotation de l'ensemble permet d'obtenir des clichés dans les différentes directions de coupe permettant une analyse tridimensionnelle de la chambre antérieure.

Le principe Scheimpflug permet d'augmenter la profondeur de champ en plaçant les plans « objet », « objectif », et « film » de manière à ce qu'ils forment des angles égaux et se coupent en un même point. Le processus d'acquisition par rotation génère des images Scheimpflug tridimensionnelles et un tableau matriciel possédant un maillage fin au centre en raison de l'acquisition par rotation. Il suffit de deux secondes au maximum pour générer une acquisition complète du segment antérieur. Tout mouvement de l'œil en cours d'acquisition est détecté et corrigé. Le Pentacam ® calcule un modèle tridimensionnel du segment antérieur composé de 25000 points d'élévation réelle. La topographie et la pachymétrie des surfaces antérieures et postérieures de la cornée sont déduites de ces données. Les images Scheimpflug générées au cours d'une acquisition sont compilées de façon à être transmises sous format numérique à l'ordinateur. Le logiciel calcule le modèle en trois dimensions (3D) de la chambre antérieure et l'ensemble des informations caractéristiques qui en découlent. Les mesures sont alors affichées à l'écran sous forme de cartes colorées, de diagrammes ou de représentations 3D.

b) Expression des résultats

Les cartes issues des données du disque de Placido sont des cartes de courbures axiales et tangentielles. Les cartes issues du balayage optique de la fente sont les cartes en puissances réfractives, les cartes d'élévation, les cartes d'astigmatismes, les cartes d'irrégularités et les cartes de pachymétrie.

Les topographes d'élévation peuvent mesurer directement les coordonnées spatiales des points de la surface antérieure et postérieure de la cornée. Une sphère de référence est choisie, la *best fit sphere* (BFS), elle minimise la somme des carrés des différences d'élévation par rapport à la surface cornéenne étudiée (méthode des moindres carrés). Les couleurs chaudes représentent ce qui est au-dessus de la sphère de référence, les couleurs froides représentent ce qui est au-dessous, et le vert représente ce qui est au niveau de la sphère. Sur la carte d'élévation, les couleurs ne doivent pas être interprétées les unes par rapport aux autres, car elles indiquent uniquement la situation relative par rapport à une sphère de référence et non pas l'élévation absolue.

Les mesures obtenues par le balayage optique de la fente permettent une reconstruction géométrique des surfaces antérieure et postérieure de la cornée. Une carte de l'épaisseur cornéenne est établie à partir de l'utilisation des coordonnées spatiales des 2 surfaces de la cornée.

c) Résultats dans le kératocône

Un kératocône se traduit en topographie d'élévation par un bombement localisé et sur les cartes pachymétriques par un amincissement localisé. L'amincissement stromal maximal identifié par le point de pachymétrie minimal est en général situé en regard du bombement maximal.

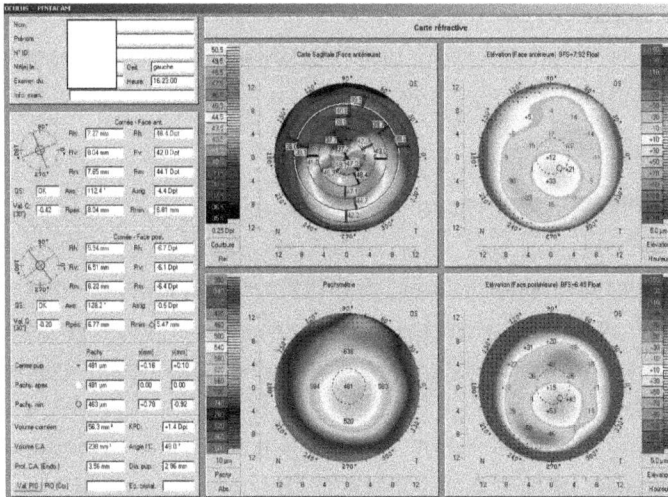

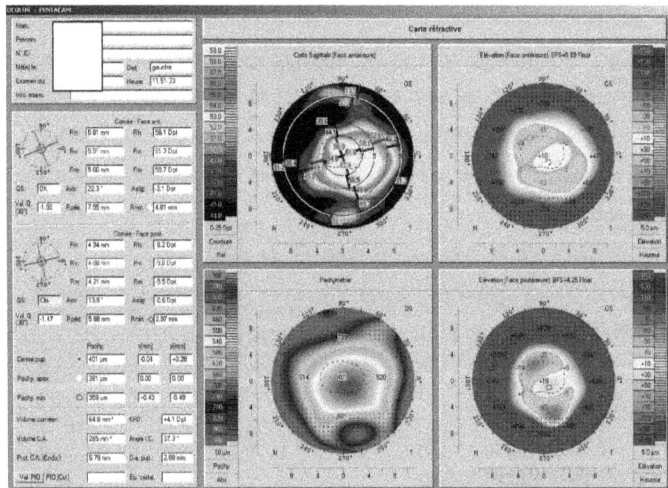

Figure 11 et 12 : Topographies d'élévation réalisées avec un Pentacam ® montrant successivement un kératocône de stade 1 (en haut) avec protrusion cornéenne inférieure et un kératocône de stade 3 (en bas).

60

Le PENTACAM® propose une aide au diagnostic en analysant l'évolution de la pachymétrie du centre vers la périphérie, en comparaison à des abaques. Il fournit une classification, qui est adaptée à partir des standards de Amsler et Muckenim [34, 35]. Cette classification est basée sur les topographies et non sur les signes cliniques.

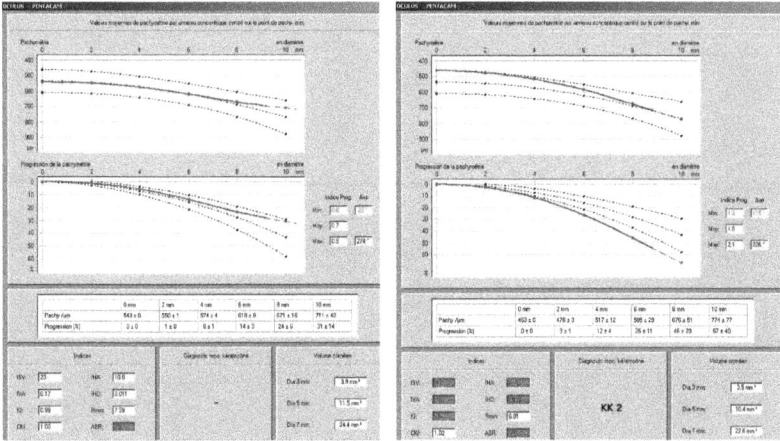

Figure 13 et 14 : Indices de kératocône du Pentacam ® montrant l'absence de kératocône à gauche et un kératocône de stade 2 à droite.

	Indice de variance de surface	Indice de kératocône	Rayon de courbure cornéenne minimum
Signes précoces	< 30	1,04 à 1,07	7,8 à 6,7
Niveau 1	30 à 55	1,07 à 1,10	7,5 à 6,5
Niveau 2	55 à 90	1,10 à 1,25	6,9 à 5,3
Niveau 3	90 à 150	1,25 à 1,45	6,6 à 4,8
Niveau 4	> 150	>1,50	< 5 ou non mesuré

Tableau 1 : Classification des stades de kératocônes utilisée en topographie cornéenne Pentacam ®

Au terme de l'examen clinique et vidéokératoscopique, on distingue trois formes topographiques de cône selon le centrage :

-Le kératocône centré

-Le kératocône décentré : souvent en inférieur, nasal ou temporal

-Le kératocône en forme de nœud de papillon : double cône

VII. Diagnostic différentiel

1. Diagnostic différentiel clinique

Il peut se poser avec d'autres affections comportant un amincissement non inflammatoire de la cornée :

a) La dégénérescence marginale pellucide

Elle est de plus en plus considérée comme une forme clinique de kératocône. Il s'agit d'une affection bilatérale qui se traduit par un amincissement de la cornée périphérique dans le secteur inférieur, habituellement entre 4 et 8 heures. L'amincissement intéresse une bande étroite de 1 à 2 mm de large, elle-même séparée du limbe par une zone de cornée normale de 1 à 2 mm. La cornée centrale est d'épaisseur normale et fait saillie au-dessus de la zone d'amincissement. Cet aplatissement de l'axe vertical entraîne un astigmatisme inverse important et souvent irrégulier.

Des études histologiques ont pu montrer une parenté étroite avec le kératocône.

b) Le kératocône postérieur

Il s'agit d'un processus ectatique, rare, en général unilatéral, existant dès la naissance, marqué par des anomalies de la cornée ne touchant que sa face postérieure (la face antérieure est normale). Il peut être localisé ou global. La cornée est amincie et apparaît sous la forme d'une dépression parfois entourée de pigments. Il est fréquemment associé à d'autres anomalies du segment antérieur : syndrome de clivage, glaucome, atrophie de l'iris, opacité et/ou ectopie du cristallin. Il est considéré comme une anomalie de clivage de la chambre antérieure survenant lors du $5^{\text{ème}}$/ $6^{\text{ème}}$ mois de gestation.

c) Le kératoglobe

C'est un ectasie cornéenne, bilatérale, non inflammatoire, rare avec amincissement diffus de toute la cornée. Il est le plus souvent présent dès la naissance et son pronostic évolutif est marqué par le risque de perforation cornéenne, à la différence des kératocônes.

d) La mégalocornée

Le diamètre de la cornée est très agrandi et l'amincissement de la cornée est périphérique.

e) Le trachome

Il peut exister un pseudo-kératocône caractérisé par un amincissement de l'hémi-cornée supérieure.

2. Diagnostic différentiel topographique

a) Astigmatisme congénital

Il se présente sous deux formes :

-Formes régulières : en sablier (vertical) ou en « aile de moulin » ou « papillon » (horizontal). Elles sont les plus fréquentes.

-Formes irrégulières :elles sont le fait d'une asymétrie de puissance, d'une non-orthogonalité des axes principaux, ou encore du non alignement des semi-méridiens d'un même axe principal. En cas de doute sur l'évolution de cet astigmatisme irrégulier, une surveillance topographique devra être réalisée.

b) Le « corneal warpage »

Le port prolongé de lentilles de contact, en particulier rigides, peut provoquer une déformation cornéenne [29] évoquant un kératocône, le plus souvent de faible puissance, en périphérie cornéenne inférieure.

Il a été démontré que ce syndrome de corneal warpage était favorisé par le port de lentilles décentrées et par la présence d'un astigmatisme cornéen conforme [36]. Cette combinaison de risque est majorée par un matériau de lentille de faible transmissibilité à l'oxygène : l'hypoxie cornéenne métabolique induite majore la déformabilité cornéenne.

Il en résulte un aplatissement cornéen au niveau du semi-méridien en regard de la lentille décentrée, et un bombement compensatoire de la margelle cornéenne opposée, en général inférieure.

Sur le plan clinique, les patients se plaignent d'une baisse d'acuité visuelle avec leurs lunettes, tandis que leur acuité visuelle en lentilles reste stable.

Il faut donc interrompre le port de lentille de contact avant une topographie cornéenne. Le délai de dépose avant l'examen pour obtenir une image topographique de base interprétable est de 3 semaines à 6 mois pour les lentilles rigides, et de 48 heures à un mois pour les lentilles souples.

Le diagnostic différentiel entre corneal warpage et kératocône infraclinique se pose fréquemment chez les personnes demandeuses de chirurgie réfractive, souvent porteuses de lentilles de contact. Dans le bilan préopératoire d'une chirurgie réfractive, le principal intérêt de la topographie cornéenne est de dépister un kératocône infraclinique qui constitue l'une de ses principales contre-indications.

VIII. Prise en charge thérapeutique

Elle est en pleine évolution avec l'avènement de nouvelles techniques à but préventif ou curatif. Ainsi, il y a encore une dizaine d'années les lentilles rigides et la kératoplastie, transfixiante ou lamellaire, constituaient les seules possibilités de traitement. Depuis, l'arsenal thérapeutique s'est étoffé avec le développement du cross linking du collagène cornéen et l'utilisation d'anneaux intra-cornéens. D'autres techniques chirurgicales telles que la mise en place d' implants phakes ou la chirurgie du cristallin sont venues s'ajouter.

Au total, la prise en charge vise une correction optique optimum et à retarder autant que possible une greffe de cornée. Les indications de ces différents traitements doivent donc être évaluées afin d'établir un arbre décisionnel.

1. Traitement médical

Il n'existe pas de traitement médicamenteux d'activité scientifiquement démontrée. Des traitements d'appoint tels que les agents mouillants ou la vitamine A améliorent la qualité du film lacrymal et participent à un meilleur confort lors du port de lentilles rigides.

2. Correction optique par lunettes

C'est le traitement de choix des formes peu évoluées si elles sont bien supportées par le patient et qu'elles lui donnent un confort visuel satisfaisant. Elles peuvent également être utilisées en complément de lentilles rigides lorsque le port de celles-ci s'avère inconfortable de façon prolongée. Cependant, le résultat optique est souvent médiocre et les patients sont incommodés par l'inconfort visuel.

3. Correction optique par lentilles de contact

La lentille de contact est connue depuis longtemps comme le traitement optique de choix du kératocône. C'est l'étape thérapeutique qui sera privilégiée car les résultats visuels sont excellents. De plus cette technique est adaptable à l'évolutivité du kératocône dans le temps, et des progrès constants sont réalisés en contactologie.

 Physiologie cornéenne et contactologie :

-Métabolisme cornéen : Les métabolites sont apportés à la cornée avasculaire par les vaisseaux limbiques, l'humeur aqueuse et les larmes.
La cornée a une activité métabolique intense et sa consommation en oxygène provient en grande partie de l'oxygène atmosphérique. Le port des lentilles de contact interfère de façon importante dans la concentration en oxygène de la cornée.

-Un œdème cornéen intervient de façon privilégiée en contactologie en cas de lésion épithéliale et d'hypoxie. En effet, le manque d'oxygène intra-cornéen entraîne une réduction des mécanismes actifs impliqués dans la déturgescence cornéenne (pompe endothéliale).

-Retentissement mécanique du port de lentilles de contact : une lentille bien adaptée a peu d'effets abrasifs sur l'épithélium. Le port prolongé de lentilles rigides peut entraîner une desquamation cellulaire épithéliale. Cette desquamation est limitée au maximum par une surface lisse et régulière de la lentille, d'où l'importance du polissage et de l'entretien.
Le port de lentilles n'altère que très peu la qualité et la quantité des cellules endothéliales [37].

-La sensibilité cornéenne : l'innervation cornéenne est riche, elle dépend essentiellement de la branche ophtalmique afférente du ganglion trigéminé par l'intermédiaire des nerfs ciliaires longs pour l'innervation sensitive. Les lentilles ont un effet hypoesthésiant dont la topographie varie selon la géométrie de la lentille.

-La néovascularisation : l'apparition de néovaisseaux est un signe de souffrance chronique expliquée par divers mécanismes : hypoxie, altérations épithéliales, allergies, toxicité des produits d'entretien, instabilité du film lacrymal péricornéen. L'atteinte de l'axe optique est exceptionnelle et s'accompagne alors d'une baisse d'acuité visuelle. La fréquence de la néovascularisation augmente avec l'importance du diamètre de la lentille, son épaisseur, la faiblesse de la perméabilité à l'oxygène, la courbure trop marquée, la durée du port.

4. Principes d'adaptation des lentilles de contact dans le kératocône

a) Les lentilles souples :

Elles sont rarement utilisées en raison de l'insuffisance prévisible du résultat visuel obtenue sur un astigmatisme irrégulier. Des lentilles souples « spéciales kératocône » sont toutefois proposées, elles sont caractérisées par une épaisseur importante (0,25mm) de façon à minimiser l'astigmatisme irrégulier. Les lentilles souples toriques n'ont que très peu d'intérêt dès qu'un stade 2 est atteint.

b) Les lentilles rigides perméables aux gaz (LRPG) :

Elles sont la base de l'adaptation des kératocônes. Les matériaux utilisés actuellement sont très performants et un traitement de surface peut être adjoint pour améliorer la tolérance. Schématiquement, il existe trois types d'adaptation des kératocônes fondés sur des principes différents :

-Le principe de l'appui apical : la géométrie de la lentille exerce une pression sur la surface cornéenne en exerçant en même temps une pression sur l'apex du cône dans le dessein de l'aplatir, l'astigmatisme total se trouvant ainsi réduit et la partie utile de la cornée augmentée.

-Le principe de la circulation lacrymale apicale : Il s'agit d'éviter totalement l'appui sur le sommet du cône en utilisant une forme de lentille qui passe au-dessus de lui sans contact, permettant la présence d'une zone de larmes importante entre lentille et sommet du cône.

-Le principe du triple appui : Il s'agit de la synthèse des deux techniques précédentes en minimisant leurs excès. C'est celle qui est le plus largement utilisée.

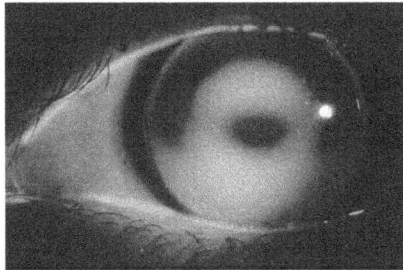

Figure 15 : Adaptation en LRPG selon le principe du triple appui

En cas de kératocône avancé ou d'intolérance aux LRPG, on pourra utiliser :

c) Les lentilles hybrides « souples-dures » :

Elles associent une partie centrale optique rigide et une jupe périphérique souple. La partie centrale rigide assure une bonne acuité visuelle et la jupe périphérique assure la stabilité et l'équilibre de l'ensemble avec confort et tolérance. La néovascularisation est rare, leur coût est élevé et le patient peut être gêné lors de on retrait (effet ventouse). Cependant les matériaux actuellement utilisés n'ont pas de performance suffisante en terme de perméabilité à l'oxygène.

d) L'adaptation en *piggy-back* :

Indiquée lorsque les lentilles rigides sont mal tolérées, en particulier dans les kératocônes décentrés où le bord de la lentille décolle, elle consiste à superposer une LRPG sur une lentille souple au contact de la cornée [38]. Le rôle de la lentille hydrophile est triple : augmenter le confort, aider au centrage et au support de la lentille rigide, et protéger l'épithélium cornéen. L'acuité visuelle et le temps de port peuvent être satisfaisants, mais un tel équipement est en pratique peu confortable en raison d'une importante épaisseur. La manipulation est souvent difficile, avec des risques d'inversions fréquents. Elles sont actuellement largement utilisées, souvent de façon transitoire.

5. Les verres scléraux

Sur des kératocônes très évolués et décentrés, la géométrie des lentilles existantes ne suffit pas à assurer une adaptation ou un confort satisfaisant. On peut alors utiliser des verres scléraux perméables à l'oxygène [39, 40], il s'agit de grandes lentilles rigides de 16 à 20 mm de diamètre ayant uniquement un appui scléral, le verre scléral passe en pont au-dessus de la cornée, il est rempli de sérum physiologique, puis est posé à plat sur l'œil, tête penchée en avant.

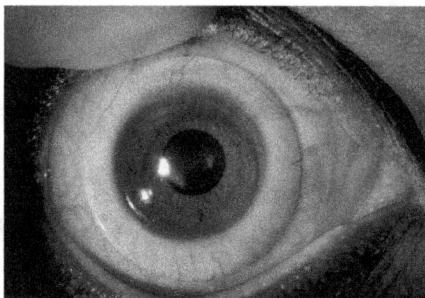

Figure 16 : Adaptation par un verre scléral

IX. Traitement chirurgical

1. La cornéoplastie par anneaux intra-cornéens

Les anneaux intra-cornéens ont été utilisés au départ dans les années quatre-vingt-dix pour la correction des faibles myopies [41].

Dans la prise en charge chirurgicale du kératocône, ils représentent la solution la plus simple car la moins risquée.

L'implantation d'un ou de deux anneaux intra-cornéens offre une alternative thérapeutique intéressante lorsque les lentilles ne sont plus tolérées chez certains patients allergiques et dont la cornée est transparente, permettant d'éviter ou de retarder la réalisation d'une greffe de cornée.

L'objectif majeur des anneaux pour kératocône est d'essayer de diminuer l'anomalie de la forme cornéenne sans enlever le tissu cornéen et sans toucher le centre de la cornée.

Il s'agit d'anneaux en PMMA dont la section, la longueur d'arc et l'épaisseur peuvent varier selon le laboratoire et l'effet « aplanissant » recherché.

Il est toutefois nécessaire d'avoir une épaisseur cornéenne supérieure à 400µm au niveau de la zone d'implantation et une puissance cornéenne centrale inférieure à 60 dioptries

La position de l'anneau et ses caractéristiques (longueur d'arc et épaisseur) sont établis en préopératoire à l'aide de nomogrammes, prenant en compte la topographie cornéenne. Ils sont insérés profondément à 80 % de l'épaisseur stromale. L'intervention est réalisée sous anesthésie topique, la dissection stromale est réalisée manuellement par un dissecteur ou à l'aide d'un laser femtoseconde. Dans une étude récente comparant 50 yeux opérés manuellement et 50 yeux opérés à l'aide d'un laser femtoseconde, Kubaloglu [42], n'a trouvé aucune différence significative en terme d'acuité visuelle ou d'équivalent sphérique avec un recul de 1 an.

La tension exercée par le ou les anneaux est transmise à la cornée et va permettre un aplatissement du cône.

L'examen topographique post-opératoire confirme la réduction du cône par rapport à l'aspect initial et met en évidence l'aplatissement induit sur le cliché différentiel.

L'intérêt de cette technique est son caractère additif et réversible, de plus, elle épargne le centre de la cornée et n'empêche pas une greffe de cornée en cas d'échec ou d'évolution de la maladie [43]. Kymionis *et al* [44] ont retrouvé après cinq ans de suivi une amélioration de l'acuité visuelle non corrigée et de la meilleure acuité visuelle corrigée dans la majorité des kératocônes opérés. Ainsi, 59% des yeux ont eu un gain de la meilleure acuité visuelle corrigée, 35% des yeux ont conservé leur meilleure acuité visuelle corrigée préopératoire et 6% (un œil) a perdu 3 lignes d'acuité visuelle.

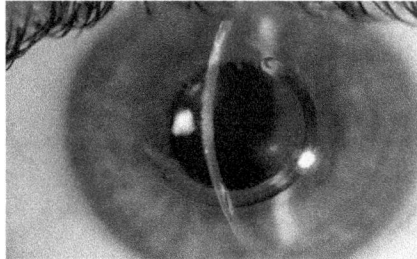

Figure 17 : Anneau intra-cornéen

2. La kératoplastie transfixiante

Lorsque la déformation est trop marquée ou devant la présence d'opacités cornéennes gênantes, la greffe de cornée reste la seule solution envisageable.

Il y a une vingtaine d'années, 10 à 20 % des patients atteints de kératocône bénéficiaient d'une kératoplastie [45]. Ce chiffre va probablement diminuer en raison du développement du cross-linking et de la mise en place des anneaux intra-cornéens.

Le kératocône constitue une excellente indication pour la greffe de cornée dans la mesure où la cornée malade ne présente ni néovaisseaux, ni inflammation.

a) Description de la technique et inconvénients

Le kératocône est la première indication de kératoplastie perforante chez l'adulte jeune [46, 47].

L'intervention consiste à remplacer la totalité de l'épaisseur cornéenne sur un diamètre de 8 mm, généralement, y compris l'endothélium par un greffon de même diamètre suturé selon les habitudes du chirurgien (points séparés ou surjet).

Le greffon, de même que la cornée receveuse, sont découpés, classiquement, à l'aide d'un Punch ou d'un trépan et d'une chambre artificielle, la section de coupe est verticale.

A coté d'excellents résultats réfractifs, cette technique présente des inconvénients majeurs :

- la survenue de rejet de cornée, son incidence varie de 7,1 % à 31 % dans la littérature [48]. Dans la série d'Olson *et al* , une réaction de rejet est apparue dans 31 % des cas dont sept sur 36 ont récidivé : la majorité des rejets sont survenus entre un an et deux ans après la chirurgie. Sur les 36 rejets, quinze étaient endothéliaux, douze épithéliaux, neuf épithéliaux et endothéliaux.

-la diminution de la densité endothéliale au long cours qui compromet la viabilité du greffon. Dans la série de Bourne [49], on observe une densité à environ 1000 cellules/mm² dix ans après la greffe. Il n'existe pas de valeur seuil de la densité cellulaire à partir de laquelle on observe une décompensation cornéenne car la qualité et l'organisation des cellules endothéliales est également à prendre en compte, cependant le chiffre de 450 cellules/mm² est retrouvé dans la littérature comme une limite en dessous de laquelle la transparence cornéenne est compromise [50].

- Astigmatisme difficile à corriger avec possibilité de « déjantement » du greffon.

-Effets secondaires des corticoïdes locaux à long terme

-Autres : Mydriase aréflexique du syndrome d' Urrets-Zavallia

-Récidive du kératocône : les cas publiés de récidive de kératocône après greffe de cornée sont rares. Il n'est pas encore clairement établi si le kératocône récidive ou si il s'agit d'un kératocône fruste du donneur passé inaperçu [51].

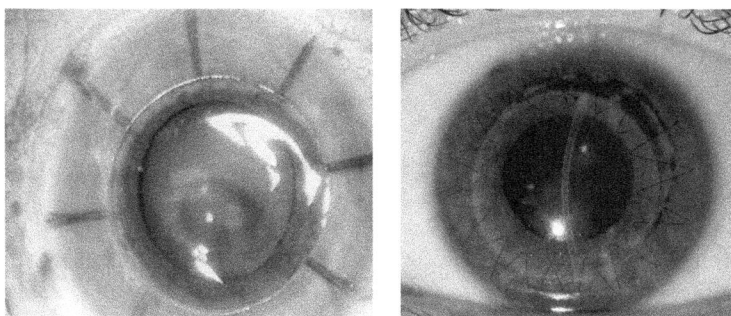

Figures 18 et 19 : Kératoplastie transfixiante : Trépanation complète de la cornée et suture d'un greffon de pleine épaisseur

b) Les nouvelles techniques de kératoplastie transfixiante

Ces dernières années, le développement du laser femtoseconde dans les différentes chirurgies cornéennes a ouvert la voie à une nouvelle approche de la kératoplastie transfixiante.

- Utilisation et intérêt du laser femtoseconde dans les kératoplasties transfixiantes :
Le laser femtoseconde est un nouvel outil chirurgical destiné aux coupes et découpes de la cornée. La caractéristique principale de cet appareil est de travailler avec des impulsions extrêmement brèves de l'ordre de la femtoseconde, soit 10^{-15} seconde. Cette faible durée d'impulsion permet d'éviter les effets thermiques. Ce laser agit dans un milieu d'amplification solide et crée en unité femtoseconde des mini spots espacés de 5 à 12 μm se rejoignant avec cavitation au sein du stroma cornéen (création de microcavités contiguës). La précision du tir est telle que la déviation standard théorique n'est que de +/- 4μm pour une déviation clinique de 12μm.

Ainsi différentes découpes cornéennes peuvent être effectuées avec une grande précison: on distingue les découpes en « top hat », « mushroom », zigzag », et « christmas tree ». Elles ont pour intérêt de permettre une congruence parfaite entre le greffon et la cornée receveuse et donc de limiter au maximum l'astigmatisme. Une étude sur l'histologie et la structure de ces trépanations assistées par laser femtoseconde a montré une grande précision et reproductibilité des découpes sans dommage sur les tissus adjacents [52].

Plus récemment un autre type de découpe dénommée « sidecut keratoplasty » a été proposé, il s'agit d'une section oblique centrifuge dont le but est de limiter la trépanation endothéliale alors que la trépanation stromale conserve un diamètre classique.

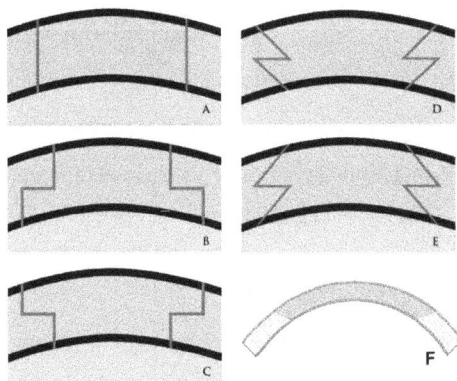

Figure 20 : Découpes réalisables au Laser femtoseconde : A : coupe standard, B : Top Hat, C : Mushroom, D :Zigzag, E :Christmas tree, F : Sidecut

X. La kératoplastie lamellaire profonde

Le principe de l'intervention est de réséquer le stroma pour ne laisser que l'endothélio-Descemet du receveur. Les kératoplasties lamellaires non profondes sont à proscrire dans le kératocône, en effet l'interface stroma greffon/stroma receveur ne permet qu'une récupération visuelle médiocre, d'autre part on laisse en place une partie de la cornée atteinte.

1. Historique de la kératoplastie lamellaire profonde

L'histoire des kératoplasties a débuté par le concept puis la réalisation de kératoplasties lamellaires sur des cornées animales en 1824 par Reisinger [53]. Ces premiers travaux expérimentaux ont permis la codification des techniques (Trépan de Von Hippel en 1878) et le développement à partir du début du vingtième siècle de la kératoplastie transfixiante.

74

Les irrégularités d'interface stromo-stromales entre le greffon et le lit receveur ne permettaient pas une récupération visuelle satisfaisante et la technique a rapidement été abandonnée. La première dissection du stroma avec tentative de mise à nu de la Descemet revient à Anwar [54], en 1972. Le but est alors d'éviter les plis formés entre le greffon et le lit stromal receveur cependant la technique chirurgicale décrite est difficile et les résultats réfractifs sont comparables à ceux d'une greffe lamellaire ancienne en raison de la persistance de nombreuses fibres stromales.

Les chirurgiens essaient alors de trouver un plan de clivage entre le stroma et la membrane de Descemet, Archila décrit la première technique avec injection d'air [55]. Pour cela, il injecte un volume d'un cm^3 avec une aiguille de 26 gauge jusqu'à la membrane de Descemet pour la séparer du stroma ; puis à l'aide d'une spatule et de ciseaux il résèque le stroma dans sa totalité pour pouvoir apposer un greffon sur la membrane de Descemet mise à nue.

Cette technique donnait des résultats satisfaisants en terme d'acuité visuelle et de viabilité du greffon, cependant elle était relativement difficile et le nombre de perforations descemetiques avec conversion en KT relativement élevé [56, 57].

Par la suite, de multiples techniques furent tentées avec toujours le même but de réaliser un plan de clivage net entre le stroma postérieur et la descemet afin de retirer tout le stroma cornéen avec deux objectifs majeurs : un minimum de perforations peropératoires et une durée d'intervention assez courte. Les techniques de dissection « plan par plan », comme celle décrite par Tsubota [58] ne permettaient que très rarement d'obtenir une surface lisse et régulière au prix d'un nombre élevé de perforations. Elles ont donc été progressivement abandonnées au profit de dissections aériques ou par produits visqueux.

2. Techniques chirurgicales

a) Hydrodélamination de Sugita

Sugita [59] a décrit une technique d'hydrodélamination en injectant du BSS dans le stroma postérieur. Dans un premier temps, il réalise une hydrodélamination de la membrane de Descemet et du stroma postérieur, puis il réalise la résection du stroma à la spatule.

b) Injection intrastromale de bleu trypan selon Balestrazzi

Balestrazzi [60] a rapporté une technique avec injection intrastromale de bleu trypan.

Dans un premier, la cornée est trépanée sur 2/3 de son épaisseur. Il injecte ensuite une solution de bleu trypan à 0,02 % dans les quatre cadrans du stroma avec une aiguille de 30 gauge.

Ensuite la dissection lamellaire superficielle est effectuée au couteau crescent guidée par la coloration des fibres stromales postérieures. La dissection stromale profonde est réalisée de la même façon après une nouvelle injection de bleu trypan.

Dans les 5mm centraux, l'ablation des dernières fibres stromales est facilitée par la coloration du bleu. Enfin le greffon est apposé après retrait de l'endothélio-Descemet à l'aide d'une éponge.

c) Visco-dissection

La technique fut décrite en 1999 par Melles [15].

Dans un premier temps, il injecte de l'air en chambre antérieure pour créer une interface entre air/endothélium qui facilitera la dissection en profondeur afin d'avoir un repère visuel de la membrane de Descemet car la faible différence d'indice de réfraction entre l'humeur aqueuse et la cornée rend la dissection difficile.

Grâce à l'air, la différence d'indice de réfraction crée une interface visible qui servira de plan de référence lors de la dissection.

Il injecte du visqueux au niveau de la zone pré descemetique pour créer un plan de clivage entre le stroma et la Descemet, ainsi se forme une poche de visqueux d'environ 9mm de diamètre.

La principale difficulté de cette technique réside dans l'évaluation de la profondeur à laquelle il faut injecter le visqueux, pour cela Melles, s'aide de l'ombre de l'aiguille sur le stroma postérieur, lorsque celle-ci disparaît il n'y a plus de plan de réflexion, la Descemet est toute proche, le chirurgien ne doit pas enfoncer l'aiguille davantage.

Une trépanation sur 7 ou 7,5mm est effectuée, la fin de la dissection est réalisée aux ciseaux de Vannas.

Avant d'apposer le greffon, il est très important de bien irriguer et de laver la Descemet afin d'évacuer le visqueux et les débris. Des séquestrations de viscoélastique ont été décrites [61].

Manche [62] utilise une technique similaire, mais effectue la trépanation, de 80 à 90% dé l'épaisseur cornéenne avant l'injection de visqueux.

3. Dissection à l'air

L'air est utilisé depuis longtemps pour essayer de trouver le bon plan de clivage entre la membrane de Descemet et le stroma postérieur.

En 1985, Archila [55] utilise une aiguille de 26 gauge pour injecter de l'air de façon oblique au stroma.

L'air injecté rend le tissu cornéen opaque. La cornée est ensuite trépanée à une profondeur qui laisse une marge de sécurité suffisante, la dissection profonde est réalisée progressivement pour atteindre la membrane de Descemet. Une ponction de chambre antérieure réalisée après la trépanation afin d'hypotoniser le globe et de favoriser la dissection des fibres stromales.

Dans la série de Price [56], le résultat est assez décevant puisqu'il existe 4 perforations descemetiques sur 10 patients, en raison de la difficulté à disséquer le stroma postérieur.

a) La technique de la « BIG BUBBLE »

Décrite en 2002 par Anwar [63], elle a permis d'effectuer de réels progrès dans la réalisation de la kératoplastie lamellaire profonde, c'est la technique la plus populaire et la plus utilisée :

Dans un premier temps, il est nécessaire de retirer les 2/3 du stroma à l'aide d'une trépanation lamellaire simple.

La deuxième étape est la plus importante, elle consiste à injecter avec force une bulle d'air au milieu du stroma résiduel, l'air va décoller d'un bloc le stroma résiduel souple de la membrane de Descemet avec l'aspect d'une grosse bulle (Big Bubble). Le biseau de l'aiguille est dirigé vers le bas pour faciliter la diffusion de l'air dans les couches profondes du stroma.

Une ponction de chambre antérieure est réalisée dans but d'hypotoniser le globe afin de limiter le risque de perforation descemetique au cours de la dissection du stroma postérieur.

Le stroma peut alors être retiré dans sa totalité pour ne laisser que la seule membrane de Descemet.

La solidité de la membrane de Descemet est telle qu'elle peut supporter la réalisation d'une phakoémulsification au cours de la même procédure [64].

Lors de la préparation du greffon, il est absolument nécessaire de retirer la membrane de Descemet à la pince afin d'éviter tout risque d'interface.

Le greffon est ensuite suturé selon les habitudes du chirurgien.

b) Complications

La survenue d'une perforation descemetique est toujours possible au cours de la dissection. Les micro perforations n'empêchent en général pas la poursuite de l'intervention, en revanche toute perforation de taille plus importante impose de convertir en kératoplastie transfixiante et ce afin d'éviter tout décollement descemetique post-opératoire sous la forme de l'aspect classique de double chambre antérieure.

c) La technique utilisée au CHU de Rouen

Tout se déroule de la même façon jusqu'à l'obtention de la big bubble, ensuite du visqueux est introduit dans la bulle d'air, ceci permettant de mieux protéger la membrane de Descemet lors de la dissection du stroma.

L'aiguille ayant servi pour remplir la bulle d'air de visqueux traverse la bulle dans son diamètre vertical et va servir de guide pour l'ouverture de la bulle par un couteau 15°.

Le stroma est fendu sur sa longueur et est retiré avec des ciseaux de Vannas en réalisant des quartiers.

On peut utiliser une bulle d'air en chambre antérieure pour vérifier la séparation de la Descemet et du stroma, c'est la technique dite de la « small bubble » [65] : en effet en cas de séparation complète, la descemet prend un aspect convexe vers le bas (ceci est dû à la big bubble) et refoulera donc la bulle d'air de chambre antérieure en périphérie, vers le limbe. Si la bulle d'air de chambre antérieure n'est pas vue en périphérie, la big bubble n'a pas disséqué complètement la Descemet et le stroma postérieur. D'autre part cette bulle d'air permet de contrôler l'intégrité de la Descemet au cours du retrait du stroma postérieur aux ciseaux de Vannas.

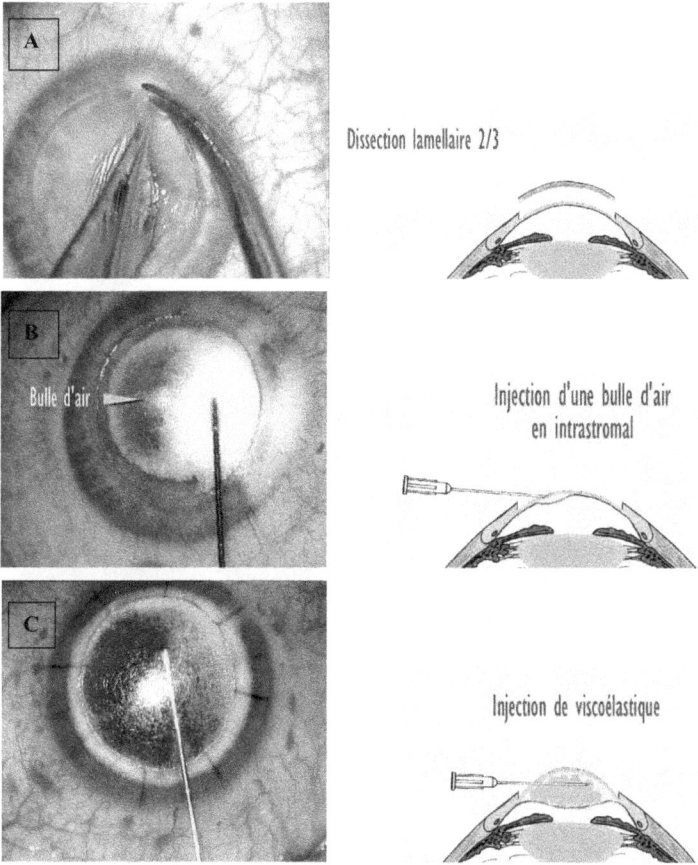

Dissection lamellaire 2/3

Injection d'une bulle d'air en intrastromal

Injection de viscoélastique

Figure 21 : Illustrations des différentes étapes de KLP selon la technique de la big bubble :
A : Trépanation et dissection des 2/3 antérieur du stroma
B : Injection d'une bulle d'air intrastromal
C : Injection de viscoélastique dans la big bubble

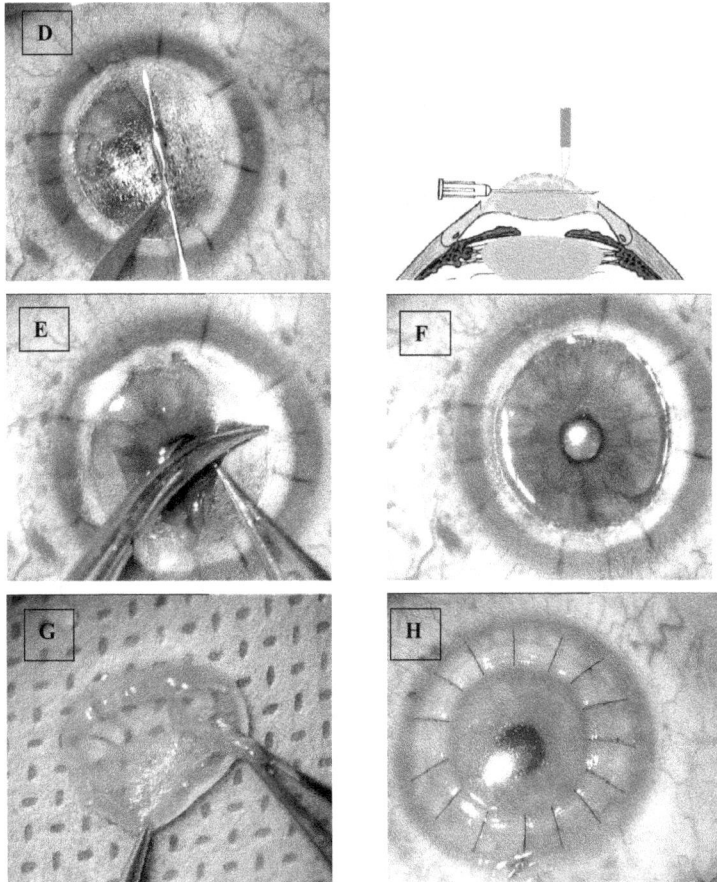

Figure 21 (suite) :

D : Incision de la big bubble

E : Résection du stroma postérieur

F : Mise à nu de la membrane de Descemet

G : Préparation du greffon, retrait de l'endothélio-descemet

H : Suture du greffon

d) Laser femtoseconde

L'utilisation du laser femtoseconde dans les kératoplasties lamellaires profondes a fait l'objet nombreuses publications depuis deux ans, le but étant de faciliter cette intervention, souvent considérée comme la plus difficile de toute la chirurgie ophtalmologique.

En 2010, Chan [66] a présenté une série de 7 cas pour lesquels une découpe de type « muschroom » a été pratiquée, il laissait un mur postérieur de 100µm de stroma, lequel était réséqué selon la technique de Melles. Les complications peropératoires incluent 2 perforations descemétiques, 1 cas de rejet en post-opératoire. Les résultats à court terme (5 mois) montrent une acuité visuelle moyenne à 20/40 échelle ETDRS (5/10 échelle Monoyer) et un équivalent sphérique à 3,21 dioptries.

D'autres travaux [67] montrent l'intérêt d'une technique combinée associant découpe au laser femtoseconde et technique de la big bubble, la découpe « zigzag » permettrait alors une récupération visuelle optimale en améliorant la congruence entre le greffon et la cornée receveuse.

La disparité des techniques utilisées confirme bien la difficulté de standardiser une technique. Selon nous, la technique de la big bubble d'Anwar associée à l'utilisation de visqueux est la plus intéressante car la plus sûre, par ailleurs le temps de l'intervention est acceptable, en général une heure. Cependant comme toutes les autres techniques, elle nécessite une période d'apprentissage.

4. Avantages/inconvénients de la kératoplastie lamellaire profonde

a) Avantages

Le risque de rejet est théoriquement nul puisque l'endothélium du receveur est conservé. En effet les réactions inflammatoires à l'origine d'un rejet sont dues, la plupart du temps, à une réaction de l'organisme receveur contre l'endothélium du donneur. Le rejet est lié à l'expression de façon anormale par l'endothélium de molécules du complexe majeur d'histocompatibilité de type I et II déclenché par des facteurs pro-inflammatoires tels l'interféron γ [68].

Ainsi Sugita et kondo [59], sur un série de cent kératoplasties lamellaires profondes n'ont recensé aucun rejet.

Au CHU de Rouen, nous avons constaté 3 réactions inflammatoires stromales à la suite de KLP dont 2 pour kératocône.

Le maintien d'une densité endothéliale élevée à long terme est un avantage majeur par rapport à la kératoplastie transfixiante, d'autant plus que le sujet est jeune et en particulier dans les kératocônes. En effet pour Shimazaki [69] la densité endothéliale est stabilisée 6 mois après la greffe lamellaire avec une baisse de 26 % en post-opératoire immédiat, la densité reste stable 24 mois après l'intervention.

L'astigmatisme post-opératoire est moins important après greffe lamellaire profonde. Panda [70] a montré sur une série de 48 patients, répartis en deux groupes de 24 opérés, soit de kératoplastie transfixiante, soit de kératoplastie lamellaire profonde, que la différence dans l'astigmatisme post-opératoire à 6 mois était significative (p< 0,001) entre les 2 groupes.

La corticothérapie locale est réduite à une durée de 4 à 6 mois en raison du risque quasi nul de rejet immunitaire. Dans une kératoplastie transfixiante, elle est de 12 mois. Ainsi les risques d'hypertonie oculaire post-opératoires sont moins importants.

Les complications peropératoires sont nettement moins importantes dans les greffes lamellaires puisqu'il s'agit d'une chirurgie à globe fermé avec une absence de risque d'hémorragie expulsive et une moindre variation de la pression intra-oculaire peropératoire.

La possibilité d'utiliser des greffons de faible densité endothéliale est un avantage non négligeable dans les pays où la quantité de donneurs représente souvent un facteur limitant le nombre de greffes.

b) Inconvénients

Il est représenté essentiellement par sa difficulté opératoire. Quelque soit la technique employée, elle nécessite une période d'apprentissage et augmente significativement la durée de l'intervention au début.

Cependant, la technique de la « big bubble » s'est imposée comme un standard et a permis un meilleur taux de réussite dans la réalisation de ce geste.

En cas de perforation importante de la Descemet, il est nécessaire de convertir en kératoplastie transfixiante. Celle-ci impose l'utilisation d'un greffon dont la densité endothéliale est importante et ce pour assurer une durée de vie suffisante au greffon.

Lors de la programmation d'une kératoplastie lamellaire profonde, la banque de cornées prépare donc 2 greffons : un à faible densité endothéliale, prévu en l'absence de complication et un greffon dit « de secours » dont la densité endothéliale est plus importante en cas de conversion en kératoplastie transfixiante.

XI. Cross-linking du collagène cornéen

Les pathologies ectasiantes de la cornée sont en rapport avec une diminution de la rigidité biométrique du stroma cornéen, probablement par réduction du phénomène de polymérisation inter-fibrillaire ; le but du concept de cornéoplastie par cross-linking du collagène stromal développé par Wollensack et Seiler [71] est de remédier à ce défaut pathogénique.

La méthode la plus utilisée est celle du cross-linking du collagène par UVA et riboflavine. Elle utilise une irradiation ultraviolette de 370 nm qui active la riboflavine générant la production de radicaux libres qui induisent la formation de liaisons covalentes entre les fibrilles de collagène.

La procédure opératoire est simple. Sous anesthésie topique, une désépithélialisation centrale de 7 mm est réalisée de façon mécanique. Une solution de riboflavine à 0,1 % est ensuite instillée, une goutte toutes les cinq minutes jusqu'à imprégnation de la chambre antérieure, ce qui est important pour que le colorant exerce son rôle de barrière protectrice au niveau du cristallin et de la rétine. La calibration de la fluence du laser UVA doit être vérifiée avant chaque procédure à 3mW/cm2 et la durée de l'exposition est de 30 minutes. La procédure se termine par l'instillation de collyres antibiotique et corticoïde et la mise en place d'une lentille pansement pendant la durée de la réépithélialisation cornéenne.

Si certaines études montrent un frein notable de la progression du kératocône avec souvent une amélioration de l'acuité visuelle [72, 73], il faut admettre que la technique est en cours d'évaluation.

Les principales indications sont les kératocônes évolutifs avec accentuation des valeurs de la kératométrie, c'est à dire essentiellement chez les adultes jeunes, voire chez des enfants.

Les contre-indications sont les cornées trop fines, inférieures à 400µm, en raison du risque de décompensation oedémateuse de la cornée, et les cornées présentant des opacités centrales.

En respectant ces précautions, il ne semble pas y avoir d'effets secondaires toxiques au niveau des structures rétro-cornéennes. Il n'existe pas encore de données permettant de préciser les indications du cross-linking du collagène cornéen sur des kératocônes débutants ou frustes.

Des recherches sont actuellement en cours afin d'envisager un agent chimique autre que la riboflavine permettant de réaliser le cross-linking du collagène de façon plus rapide.

Par ailleurs, des études évaluent l'intérêt d'un traitement combiné anneaux intra-cornéens et cross-linking en particulier quant à la chronologie de ces deux procédures et leurs intervalle : cross-linking puis anneaux, anneaux puis cross-linking ou anneaux et cross-linking dans la même séance.

Toutefois, cette technique n'est pas dénuée de risque et des complications infectieuses ont été décrites [74].

Des études prospectives plus longues sont nécessaires pour bien préciser l'intérêt du cross-linking du collagène stromal.

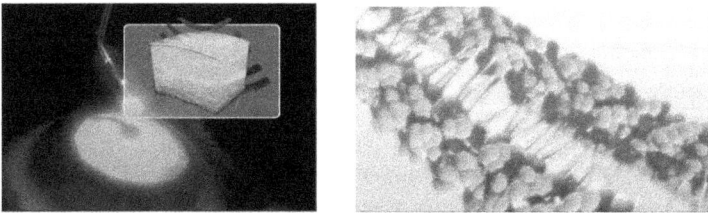

Figures 22 et 23 : Cross-linking du collagène cornéen. Application de Riboflavine et formation de liaisons covalentes entre les fibrilles de collagène (Photos reproduites avec l'autorisation du Dr David Touboul, praticien hospitalier, CHU Pellegrin, Bordeaux)

XII. Place de la chirurgie endoculaire dans la prise en charge du kératocône

En cas d'intolérance aux lentilles de contact, chez des patients porteurs de kératocônes stables avec une transparence cornéenne centrale normale et une amétropie importante, il est intéressant d'envisager une chirurgie endoculaire.

En effet, dans ces cas, une cornéoplastie par anneaux intracornéens ne permettra pas la correction de l'amétropie. Si le cristallin est parfaitement transparent, il est possible de corriger l'amétropie myopique et cylindrique par l'implantation d'une lentille intraoculaire phaque.

En cas de cataracte, le plus souvent chez des sujets de plus de 50 ans ou greffés pour kératocônes, l'ablation du cristallin et l'implantation d'un cristallin artificiel monofocal ou torique permet une amélioration de l'acuité visuelle. Les résultats des courtes séries publiées montrent l'intérêt pour la récupération visuelle même si l'astigmatisme est en règle très asymétrique [75].

XIII. La prise en charge du kératocône

Elle est actuellement en pleine évolution en raison des nouveaux traitements disponibles.

Pendant longtemps les indications thérapeutiques étaient basées sur la classification d'Amsler :

-Stade 1 : les formes peu évoluées peuvent être traitées de façon satisfaisante par les lunettes

-Stade 2 : Les lentilles apportent les meilleurs résultats. On utilise les lentilles rigides, parfois les lentilles souples, notamment dans les kératocônes débutants ou en cas d'intolérance aux LRPG.

-Stade 3 :

  -Stade 3a : la cornée kératocônique peut encore être équipée par des lentilles de contact.

  -Stade 3b : il y a un échec anatomique et/ou fonctionnel de la contactologie

-Stade 4 : les patients doivent bénéficier d'une greffe de cornée.

La prise en charge du kératocône en 2010 impose de prendre en compte l'évolutivité de l'atteinte.

Lors du diagnostic de kératocône invalidant, le patient doit être dirigé vers une consultation de contactologie spécialisée. L'équipement sera concluant dans 3 cas sur 4.

Parallèlement, tous les moyens doivent être entrepris pour dépister une éventuelle progression du cône. Si celle-ci est mise en évidence, un cross-linking du collagène cornéen est fortement conseillé.

Si la mise en place d'une lentille s'avère impossible ou inefficace, il faudra d'abord conseiller lorsque c'est possible, la mise en place d'anneaux intra-cornéens car ils pourront dans un certain nombre de cas éviter la greffe.

Lorsque celle-ci s'avère nécessaire, le choix se portera en premier lieu vers une kératoplastie lamellaire profonde, seule capable de maintenir l'endothélium sain du patient tout en permettant une récupération visuelle satisfaisante.

DEUXIEME PARTIE : ETUDE CLINIQUE

I. Matériel et méthodes

1. Type d'étude et population

Il s'agit d'une étude rétrospective monocentrique réalisée en 2010 sur des patients opérés entre janvier 2000 et décembre 2004 au sein du service d'ophtalmologie de l'hôpital Charles Nicolle à Rouen.

Au cours de cette période, 56 yeux de 46 patients ont été opérés de kératoplastie lamellaire ou transfixiante pour kératocône.

Tous les patients n'ayant pas eu un suivi d'au moins 5 ans ont été exclus de l'étude.

L'étude a donc inclus 42 yeux de 35 patients.

Nous avons divisé l'ensemble de la population en 3 groupes selon la technique opératoire employée :

Groupe 1 (n=23 yeux) : Ce groupe correspond aux kératoplasties lamellaires profondes réalisées selon la technique de la Big Bubble modifiée.

Groupe 2 (n= 8 yeux) : Ce groupe correspond aux kératoplasties lamellaires profondes réalisées par viscodissection ou dissection progressive selon la technique de Sugita.

Groupe 3 (n= 11 yeux) : Ce groupe correspond aux kératoplasties transfixiantes.

2. Examen pré-opératoire

En pré-opératoire, nous avons relevé l'histoire clinique et thérapeutique, la réfraction et l'acuité visuelle des patients en notation décimale Monoyer.

3. Le greffon cornéen

a) Provenance

Il provient soit de prélèvement post mortem (PPM) soit de prélèvement multi organes sur sujets en état de mort cérébrale (PMO).

b) Mise en conservation

Quelque soit le type de greffe, la préparation d'un greffon cornéen implique 3 étapes :

-Le prélèvement : Celui-ci est effectué dans des centres affiliés par la banque de cornée du C.H.U de Rouen. Le prélèvement des cornées emporte une collerette sclérale d'environ 2 mm afin de faciliter la manipulation du greffon. Le greffon est placé dans un milieu de transport (CorneaPrep II, Laboratoire Eurobio ®), il s'agit d'un milieu de culture cellulaire à base de sérum de veau fœtal irradié contenant des acides aminés essentiels et non essentiels. Il contient par ailleurs de la penicilline et de la streptomycine. Il est acheminé à la banque de cornée dans un délai de 3 à 5 jours.

-La conservation du greffon : Dès réception du greffon cornéen dans son milieu de transport, celui-ci est transféré dans un milieu de conservation (CorneaMax, Laboratoire Eurobio ®). Dans ce milieu, le greffon est conservé à + 31°C +/- 1°C dans une étuve. Pendant cette période de 35 jours maximum, toutes les analyses réglementaires sont effectuées. Il existe une période de quarantaine de 10 jours pendant laquelle le greffon ne peut être délivré. Cette période de quarantaine permet le développement d'éventuelle infection des cornées. La composition du CorneaMax est la même que celle du CorneaPrep II. La conservation du greffon induit une opacification et une turgescence du greffon lié au fonctionnement a minima de l'endothélium.

-Après qualification du greffon et sélection du receveur, la cornée est transférée dans un milieu de déturgescence (de transparisation), le CorneaJet (Laboratoire Eurobio ®). Ce milieu permet le transport du greffon tout en assurant sa déturgescence grâce au dextran. Cette déturgescence s'effectue à température ambiante 24 à 72 heures avant la greffe.

La durée maximale de conservation des greffons cornéens dans l'incubateur à 31°C était de 35 jours à partir du prélèvement.

c) Contrôle bactériologique et sérologique

Durant la conservation du greffon à l'étuve, les milieux de conservation étaient observés tous les jours macroscopiquement. Tout changement de couleur ou de transparence du milieu devait faire évoquer une contamination et écarter la cornée. De manière systématique, un prélèvement du milieu de conservation à visée bactériologique était réalisé entre le 8ème et le 15ème jour de conservation.

Les critères sérologiques obligatoires pour toutes cessions de greffons étaient : Anticorps anti HIV 1 et 2 négatifs, antigène P24 négatif, anticorps anti HTLV 1 et 2 négatif, antigène HBs négatif, anticorps anti HBc négatif, anticorps anti HCV négatif, Syphilis négatif, anticorps anti CMV, EBV, toxoplasmose indifférents.

d) Critères de libération pour une kératoplastie lamellaire profonde

-Densité cellulaire endothéliale comprise entre 1000 et 2000 cellules/mm²
-Absence d'opacités centrales ou de la moyenne périphérie

e) Critères de libération pour une kératoplastie transfixiante

Dans la mesure où une conversion en kératoplastie transfixiante par rupture descemetique peropératoire est toujours possible, il est nécessaire de prévoir un greffon de secours pouvant être utilisé pour une kératoplastie transfixiante. Celui-ci doit avoir les caractéristiques suivantes :

-Densité cellulaire ≥ 2000 cellules/mm²

-Mortalité cellulaire ≤ 2%

-Absence d'opacités centrales

-Mosaïque cellulaire régulière ou avec quelques irrégularités

-Absence de plage de mortalité cellulaire

-Plis de Descemet recouverts de cellules vivantes

Pour tous les greffons, le temps de conservation a été relevé.

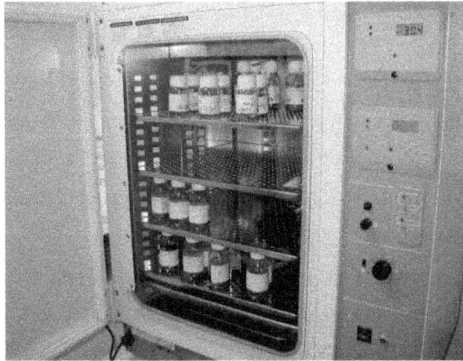

Figure 24 : Etuve de la banque de cornée du CHU de Rouen. Conservation des greffons en organo-culture

4. Techniques chirurgicales

L'avènement de la kératoplastie lamellaire profonde par la technique de la big bubble n'a réellement pris son essor qu'à partir de l'année 2000. Ainsi dans notre étude, on recense des patients ayant bénéficié de kératoplastie lamellaire profonde par viscodissection ou dissection progressive (groupe 2), des patients ayant bénéficié de kératoplastie lamellaire profonde par la technique de la big bubble modifiée (groupe 1) et des patients ayant bénéficié de kératoplastie transfixiante (groupe 3).

Les différentes techniques chirurgicales employées ont été décrites dans la première partie.

Dans certains cas, il n'a pas été possible de réaliser une kératoplastie lamellaire, les patients ont donc bénéficié de greffe transfixiante. Les principales indications de kératoplastie transfixiante étaient les séquelles de kératocône aigu, les cicatrices descemetiques et la réalisation de kératoplastie transfixiante d'emblée par décision du chirurgien. Dans ce groupe, on a aussi inclus les conversions en kératoplastie transfixiantes sur des patients devant bénéficié initialement de kératoplastie lamellaire.

Ainsi les indications de kératoplasties transfixiantes se répartissaient comme suit :

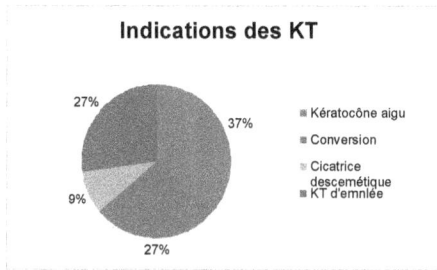

Figure 25 : Indications des KT dans notre étude

5. Traitement post-opératoire

Quelque soit la technique employée, il comporte un traitement par un collyre antibio-corticoïde, (tobramycine et dexamethasone, Tobradex ®, Alcon, USA) à 4 gouttes par jour pour une durée de 6 mois en cas de kératoplastie lamellaire profonde et 1 an pour les kératoplasties transfixiantes. Une diminution de la posologie est réalisée en fin de traitement.

Par ailleurs, un agent mouillant est adjoint afin de diminuer la symptomatologie liée à la réepithélialisation du greffon.

La durée de l'hospitalisation est en général de 3 jours, elle permet de détecter un éventuel décollement de la membrane de Descemet en cas de kératoplastie lamellaire profonde, donnant un aspect de « double chambre antérieure », et de pouvoir alors réinjecter de l'air en chambre antérieure.

91

6. Examen post-opératoire

Outre la phase post-opératoire précoce, les patients on été revus à 2 mois, 6 mois, 1 an puis au recul maximum possible.

A chaque examen, nous avons noté :

-La meilleure acuité visuelle corrigée (MAVC) en notation décimale Monoyer.

-L'astigmatisme cornéen en dioptrie

-L'équivalent sphérique

-Des photographies du segment antérieur étaient réalisées.

L'évaluation de la densité endothéliale à long terme, par microscopie spéculaire a pu être réalisée pour 32 yeux. 10 yeux n'ont pu être évalués car les patients ont refusé de se présenter à la consultation, les résultats réfractifs de ces patients ont donc été transmis par l'ophtalmologiste traitant sur la base d'une consultation de ville effectuée en 2009 ou 2010.

7. Analyse statistique

Les statistiques ont été réalisées avec les logiciels NCSS (version 6.0) et StatXact sous Windows.

Le test statistique utilisé est une ANOVA (analyse de variance) à mesure répétées, en général à 2 facteurs (sous-groupe, temps).

En cas d'interaction entre les facteurs sous-groupe et temps, on a travaillé sous groupe par sous groupe puis temps par temps. Les tests de Mann-Whitney ou de Fisher étaient utilisés pour montrer une éventuelle différence significative.

Le test statistique de corrélation était un test non paramétrique de corrélation de rang de Spearman.

Nous avons gardé comme seuil de significativité un risque α de 5 %.

II. Résultats

1. Population

Notre étude a porté sur 42 yeux de 35 malades opérés entre 2000 et 2004 et revus en 2010.
La moyenne d'âge des patients au moment de la greffe était de 35 +/-11 ans dans l'ensemble
de la population et de 36 +/-12, 37 +/-11, et 32+/-9 respectivement dans les groupes 1,2 et 3.
Le sexe ratio était de 14 femmes pour 42 patients (33%) dans l'ensemble de la population, et
de 8/23 (35%), 1/8 (13%) et 5/11 (45%) respectivement dans les groupes 1,2 et 3.
Le recul moyen est de 7,3 +/- 1,4 ans dans l'ensemble de la population et de 6,5 +/- 1, 8,1 +/-
1,1, 8,2 +/- 1,5 ans respectivement dans les groupe 1, 2 et 3.

2. Le greffon

Le temps de conservation des greffons dans l'ensemble de la population était de 24 +/- 8
jours et de 25 +/- 7, 24+/-11 et 20+/-8 jours respectivement dans les groupes 1,2 et 3.

3. La greffe

a) Geste associé

Un patient du groupe 1 (n=23) a bénéficié d'une phakoémulsification dans le même temps
opératoire. Dans les 2 autres groupes seule la kératoplastie a été réalisée.

b) Les complications rencontrées

-Ruptures descemetiques et conversion

La principale complication de la kératoplastie lamellaire profonde est une rupture
peropératoire de la membrane de Descemet nécessitant une conversion en kératoplastie
transfixiante.

Au cours de la période 2000-2004, 3 conversions ont été réalisé, ce chiffre ne tient compte que des patients ayant eu un suivi d'au moins 5 ans et ayant été opéré pour kératocône. Deux conversions en 2001, 1 en 2002.

-Micro-ruptures

Au cours de la kératoplastie lamellaire profonde, il peut se produire une micro-rupture de la membrane de Descemet ne nécessitant pas une conversion en kératoplastie transfixiante.
Ainsi, dans le groupe 1, on note 3 micro-ruptures descemetiques soit 13%, dans le groupe 2, on recense 4 ruptures descemetiques soit 50%.

-Décollements descemetiques

Parmi les patients inclus dans l'étude, aucun n'a présenté de décollement descemetique précoce. Toutefois, notons qu'un patient exclu, car perdu de vue, a présenté un décollement descemetique à J1 post-opératoire, celui-ci a été traité de façon satisfaisante par l'injection d'air en chambre antérieure.

-Complications infectieuses

Une surinfection de greffon par mycobactérie atypique, un mois après la greffe, a été notée chez un patient du groupe 1. Le patient présentant un tableau inflammatoire avec abcès blanchâtre localisé. L'épisode a été résolutif sous collyres antibiotiques associant clarythromycine, tobramycine et amykacine.

-Complications immunitaires

Une réaction de rejet a été observée chez une patiente du groupe 1, 11 mois après l'intervention, et 5 mois après l'arrêt des corticoïdes locaux , il a été constaté une baisse d'acuité visuelle avec rougeur et précipités retro-descemetiques. L'épisode a été résolutif sous corticoïdes topiques à forte dose.

Une réaction de rejet a été observée chez un patient du groupe 3, 6 ans après la kératoplastie transfixiante. L'épisode a été résolutif sous corticoïdes topiques à fortes doses.

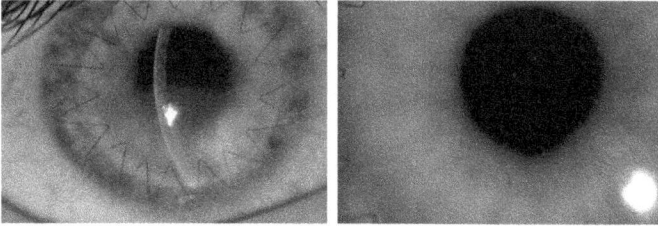

Figures 26 et 27 : Rejet de greffe sur KLP avec oedème stromal et précipités retro-descemetiques

c) Aspect clinique des greffes

Après une période de réepithélialisation de 3 à 4 jours, le greffon apparaît relativement clair avec un œdème des berges qui va progressivement s'estomper. Il est important au cours de l'hospitalisation de rechercher un possible décollement de la membrane de Descemet avec l'aspect caractéristique de double chambre antérieure.

Lorsque le patient est revu à 1 mois, le greffon est tout à fait clair. Il peut alors bénéficier, si nécessaire, d'un réglage du surjet à la lampe à fente afin de diminuer l'astigmatisme.

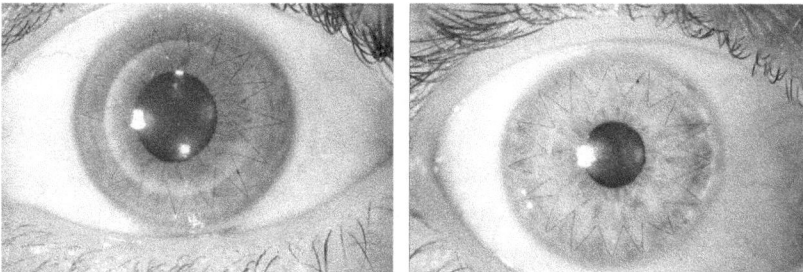

Figures 28 et 29 : Aspects post-opératoires de KLP à 2 mois (à gauche) et 6 mois (à droite)

d) Histopathologie des greffes lamellaires profondes de type big bubble

Lim [76] a montré sur des coupes histologiques de cornées disséquées selon la technique de la big bubble la présence de bulles d'air au sein du stroma. Selon l'auteur, la mise à nu de la descemet est plus aisée dans la technique décrite par Anwar [63] car une trépanation stromale des 2/3 de la cornée permet une meilleure diffusion de l'air.

4. Résultats réfractifs

a) Acuité visuelle

-En préopératoire

Les moyennes des acuités visuelles dans l'ensemble de la population et dans les différents groupes sont indiquées dans le tableau ci-dessous :

	MAVC
Total	0,1+/- 0,1
Groupe 1	0,1+/- 0,1
Groupe 2	0,2+/- 0,1
Groupe 3	0,1+/- 0,1

Tableau 2 : Moyennes et écart-types des AV pré-opératoires

La meilleure acuité visuelle en préopératoire était de 0,5, rencontrée chez 1 patient (2%)

-A 2 mois

Les moyennes des acuités visuelles dans l'ensemble de la population et dans les différents groupes sont indiquées dans le tableau ci-dessous :

	MAVC	N
Total	0,3 +/- 0,2	42
Groupe 1	0,3 +/- 0,1	23
Groupe 2	0,2 +/- 0,1	8
Groupe 3	0,4 +/- 0,3	11

Tableau 3 : Moyennes et écart-types des AV à 2 mois

36 yeux sur 42 soit 85% des patients, présentaient une augmentation de leur acuité visuelle par rapport au préopératoire. 3 yeux avaient une acuité visuelle inchangée et 3 yeux avaient une acuité visuelle diminuée d'une ligne.

-A 6 mois

Les moyennes des acuités visuelles dans l'ensemble de la population et dans les différents groupes sont indiquées dans le tableau ci-dessous :

	MAVC	N
Total	0,5 +/- 0,2	42
Groupe 1	0,5 +/- 0,2	23
Groupe 2	0,4 +/- 0,2	8
Groupe 3	0,4 +/- 0,2	11

Tableau 4 : Moyennes et écart-types des AV à 6 mois

39 yeux sur 42 présentaient une augmentation de leur acuité visuelle par rapport au préopératoire soit 93%. 3 yeux présentaient une baisse d'une ligne. 19 yeux présentaient une acuité visuelle supérieure ou égale à 0,5 soit 45%.

-A 1 an

Les moyennes des acuités visuelles dans l'ensemble de la population et dans les différents groupes sont indiquées dans le tableau ci-dessous :

	MAVC	N
Total	0,6 +/- 0,2	42
Groupe 1	0,6 +/- 0,2	23
Groupe 2	0,6 +/- 0,2	8
Groupe 3	0,6 +/- 0,1	11

Tableau 5 : Moyennes et écart-types des AV à 1 an

34 yeux présentaient une acuité visuelle supérieure ou égale à 0,5, soit 81%. 41 yeux, soit 98% présentaient une augmentation de leur acuité visuelle par rapport au préopératoire. 1 œil présentait une baisse d'acuité visuelle, il s'agit du patient ayant présenté une infection à mycobactérie atypique.

-A long terme

Les moyennes des acuités visuelles dans l'ensemble de la population et dans les différents groupes sont indiquées dans le tableau ci-dessous :

	MAVC	n	Recul moyen (années)
Total	0,6 +/- 0,2	42	7,3 +/- 1,4
Groupe 1	0,6 +/- 0,2	23	6,5 +/- 1
Groupe 2	0,6 +/- 0,2	8	8,1 +/- 1,1
Groupe 3	0,5 +/- 0,2	11	8,2 +/- 1,5

Tableau 6 : Moyennes et écart-types des AV à long terme

31 yeux sur 42 présentaient une acuité visuelle supérieure ou égale 0,5, soit 74%.
42 yeux, soit 100% présentaient une augmentation de leur acuité visuelle par rapport au préopératoire.

L'évolution de la MAVC dans l'ensemble de la population et dans les différents groupes est représentée dans la figure ci-après :

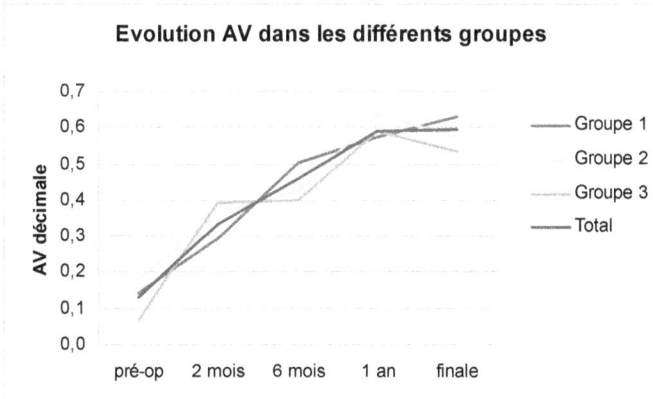

Figure 30 : Evolution de l'AV dans les groupes 1, 2, 3 et dans la population totale

L'analyse de variance de l'évolution de la MAVC met en évidence, comme on pouvait s'y attendre un effet temps avec une différence significative ($p < 0,001$) entre l'AV préopératoire et l'AV finale pour les 3 groupes.

En revanche, il n'existe pas d'effet groupe, ce qui signifie qu'il n'y a pas de différence statistiquement significative ($p = 0,75$) en terme d'AV entre les différents groupes et ce en préopératoire, à 2 mois, 6 mois, 1 an et long terme.

b) Astigmatisme cornéen

Les moyennes des astigmatismes, en valeur absolue, à 2 mois, 6 mois, 1 an et à long terme sont indiquées dans le tableau ci-dessous :

	2 mois	6 mois	1 an	Long terme
Total	3 +/- 1,4 D	2,7 +/- 1,5 D	2,5 +/- 1,3 D	2,8 +/- 1,5 D
Groupe 1	2,7 +/- 1,2 D	2,5 +/- 1,3 D	2,7 +/- 1,4 D	2,3 +/- 1,2 D
Groupe 2	3,8 +/- 2,1 D	3,2 +/- 2,1 D	2,6 +/- 1,1 D	2,5 +/- 1,2 D
Groupe 3	3 +/- 1,1 D	2,7 +/- 1,3 D	1,9 +/- 1,2 D	3,9 +/- 1,9 D

Tableau 7 : Evolution de l'astigmatisme dans les groupes 1, 2, 3 et dans la population totale

L'évolution de l'astigmatisme dans l'ensemble de la population et dans les différents groupes est représentée par la figure ci-dessous :

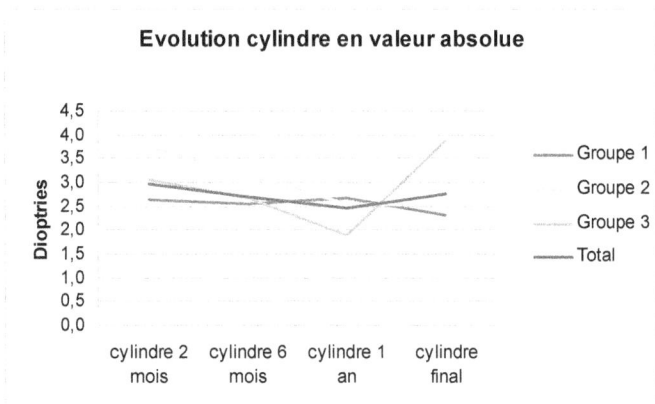

Figures 31 : Evolution de l'astigmatisme dans les groupes 1, 2, 3 et dans la population totale

Nous pouvons observer une décroissance de l'astigmatisme dans les groupes 1, 2 et 3 jusqu'à un an puis une stabilisation à partir de 1 an dans les groupes 1 et 2 alors que l'astigmatisme augmente dans le groupe 3.

Il est important de noter que l'ablation des sutures ou du surjet se fait généralement à un an.

L'analyse de variance montre de façon significative (p= 0,007) une interaction entre les groupes et le temps. Il faut donc travailler groupe par groupe puis temps par temps.

-Analyse par groupe

Dans le groupe 1, il n'existe pas de différence significative de l'évolution de l'astigmatisme entre 2 mois et 6 mois (p= 0,97), entre 6 mois et 1 an (p= 0,62) et entre 1 an et long terme (p= 0,27).

Dans le groupe 2, il n'existe pas de différence significative de l'évolution de l'astigmatisme entre 2 mois et 6 mois (p= 0,56), entre 6 mois et 1an (p= 0,87) et entre 1 an et long terme (p= 1).

Dans le groupe 3, il existe une différence significative de l'évolution de l'astigmatisme entre 2 mois et 1 an (p= 0,04) et une différence significative entre 1 an et long terme (p= 0,002).

-Analyse par temps

A 2 mois, il n'existe pas de différence significative entre les groupes 1 et 2 (p= 0,15), entre les groupes 1 et 3 (p= 0,29) et entre les groupes 2 et 3 (p= 0,50)

A 6 mois, il n'existe pas de différence significative entre les groupes 1 et 2 (p= 0,67), entre les groupes 1 et 3 (p= 0,76) et entre les groupes 2 et 3 (p= 1)

A 1 an, il n'existe pas de différence significative entre les groupes 1 et 2 (p= 0,86), entre les groupes 1 et 3 (p= 0,10) et entre les groupes 2 et 3 (p= 0,21)

A long terme, il n'existe pas de différence significative entre les groupes 1 et 2 (p= 0,57), il existe une différence significative entre les groupes 1 et 3 (p= 0,02) et pas de différence significative entre les groupes 2 et 3 (p= 0,12).

-Au total, il a été mis en évidence une différence significative de l'évolution de l'astigmatisme dans le groupe 3 entre 2 mois et 1 an et entre 1 an et le long terme. D'autre part il a été mis en évidence une différence significative de l'astigmatisme à long terme entre les groupes 1 et 3.

c) Equivalent sphérique

Les moyennes des équivalents sphériques, en dioptries, à 2 mois, 6 mois, 1 an et à long terme sont indiquées dans le tableau ci-dessous :

	2 mois	6 mois	1 an	Long terme
Total	-2 +/- 3	-2,4 +/- 2,6	-2,5 +/- 2,2	-2,8 +/- 2,8
Groupe 1	-2,3 +/- 3,1	-2,5 +/- 2,6	-2,8 +/-2,3	-2,3 +/- 1,9
Groupe 2	-1,7 +/- 2,5	-2,3 +/- 3,1	-2 +/- 1,9	-1,9 +/- 0,9
Groupe 3	-1,5 +/- 3,2	-2,5 +/- 2,5	-2,2 +/- 2,4	-4,4 +/- 4,6

Tableau 8 : Evolution de l'équivalent sphérique dans les groupes 1, 2, 3 et dans la population totale

L'évolution de l'équivalent sphérique dans l'ensemble de la population et dans les différents groupes est représentée par la figure ci-dessous :

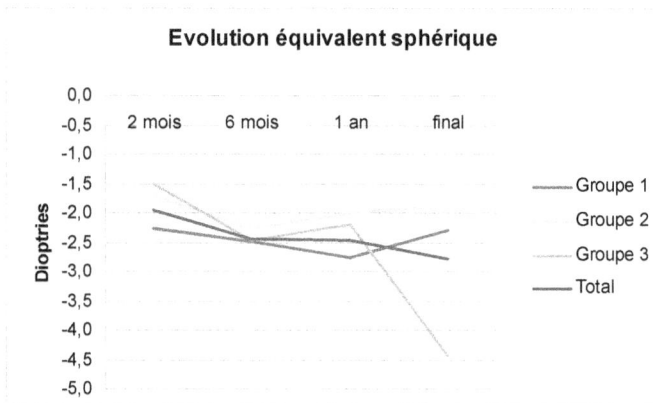

Evolution équivalent sphérique

Figure 32 : Evolution de l'équivalent sphérique dans les groupes 1, 2, 3 et dans la population totale

L'analyse de variance ne met pas en évidence de différence significative entre les différents groupes (p= 0,82) et aux différents temps (p= 0,18). D'autre part il n'existe pas d'interaction entre les groupes et le temps.

Cependant, on observe un équivalent sphérique myopique final plus important dans le groupe 3.

5. Densité endothéliale

La répartition des densités endothéliales à long terme dans l'ensemble de la population et dans les différents groupes est reportée dans le graphique ci-après.

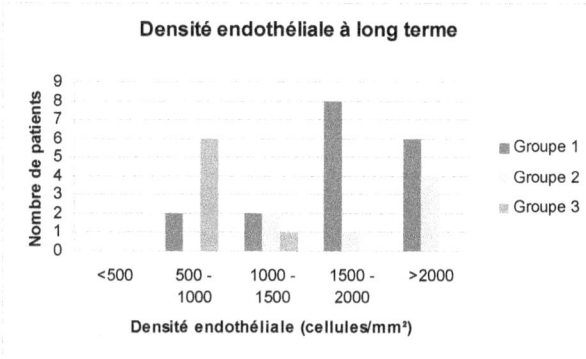

Figure 33 : Répartition des patients selon leur densité endothéliale

Notons que 5 des 23 yeux du groupe 1, 1 œil du groupe 2 et 4 yeux du groupe 3 n'ont pu être évalué. Au total, 32 des 42 yeux ont bénéficié d'un contrôle endothélial à long terme.

Dans le groupe 1, les 2 yeux présentant des densités endothéliales entre 500 et 1000 cellules/mm² sont les yeux ayant présenté un rejet et une infection à mycobactérie atypique.

Aucun œil du groupe 2 ne présente une densité endothéliale inférieure à 1000 cellules/mm².

1 seul patient du groupe 3 présente une densité endothéliale supérieure à 1000 cellules/mm².

Les densités endothéliales moyennes à long terme sont de 1760 +/- 461, 1759 +/- 580 et 827 +/- 252 cellules/mm² respectivement dans les groupes 1, 2 et 3.

Si on exclut, les 2 patients ayants présenté un rejet et une infection la densité endothéliale moyenne du groupe 1 est de 1868+/- 358 cellules/mm².

Le test exact de Fisher indique que les différences observées sont significatives avec p < 0,001.

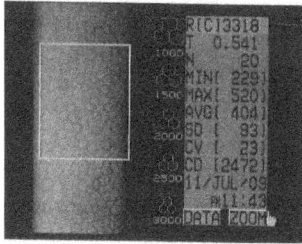

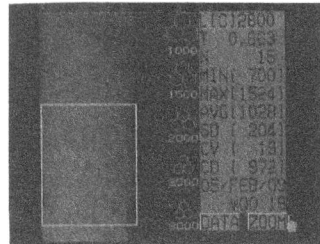

Figures 34 et 35 : Evaluation de la densité endothéliale par microscopie spéculaire pour une KLP (à gauche) et une KT (à droite)

6. Survenue de microruptures descemetiques peropératoires

On a observé 13% de microruptures dans le groupe 1 et 50% dans le groupe 2. Le test exact de Fisher indique que les différences observées sont significatives avec p= 0,047.

III. Discussion

Le traitement de la baisse d'acuité visuelle consécutive à un kératocône évolué requiert une greffe de cornée. La traditionnelle greffe transfixiante, malgré d'excellents résultats réfractifs présente des complications fréquentes comme une baisse rapide de la densité endothéliale pouvant induire une décompensation cornéenne à long terme, un astigmatisme élevé et un risque de rejet non négligeable. Ces nombreuses complications sont diminuées dans la kératoplastie lamellaire profonde.

Un des principaux intérêts de cette étude est d'évaluer la stabilité à long terme des résultats réfractifs et de comparer la densité endothéliale chez les patients opérés de kératoplastie transfixiante et lamellaire profonde.

1. Efficacité des différentes techniques de kératoplastie

On considère comme efficace une technique de kératoplastie qui améliore l'acuité visuelle et dont le greffon ne présente pas de signe de décompensation à long terme. Les deux techniques de kératoplastie lamellaire profonde et la kératoplastie transfixiante peuvent donc être considérées comme efficaces car 100 % des patients ont présenté une amélioration de l'acuité visuelle et aucune décompensation de greffon n'a été observée. Par ailleurs, il n'existe pas d'avantage temporel d'une technique par rapport à l'autre, car aucune différence significative n'a été mise en évidence entre les différents groupes à 2 mois, 6 mois, 1 an, et long terme (p= 0,75), ceci sous-entend que la cinétique de récupération visuelle est la même quelque soit la technique employée.

a) Evolution de l'AV par rapport aux grandes études

Les études récentes comparant les résultats des kératoplasties lamellaires profondes et transfixiantes retrouvent des acuités visuelles comparables à celles de notre étude.

L'étude de Han [77], en 2009 porte sur 100 kératoplasties transfixiantes et 25 kératoplasties lamellaires profondes dont 14 réalisées par la technique de la big bubble et 11 par dissection lamellaire manuelle. Cette étude se rapproche de la notre par son recul de 3 ans. L'acuité visuelle moyenne à long terme était de 0,5 , 0,7 et 0,4 respectivement. dans les groupes KT, KLP big bubble et KLP dissection manuelle. Une différence significative (p=0,013) avait été mise en évidence entre les groupes KLP big bubble et KLP manuelle, contrairement à notre étude. Ceci s'explique, selon les auteurs par la persistance de fibres stromales en avant de la Descemet, créant ainsi une interface avec le greffon / endothélium irrégulière.

De la même manière, on peut comparer l'AV de différentes séries :

Equipe	Cheng [78]		Javadi [79]		Vabres [80]		Rouen	
Nombre d'yeux	KT=28	KLP=23	KT=35	KLP=46	KT=12	KLP=10	KT=11	KLP=31
Recul moyen (années)	1		1,8		1,5		7,3	
AV moyenne à long terme	KT= 0,5+/- 0,2	KLP= 0,4+/- 0,2	KT= 0,7+/-0,3	KLP= 0,6+/- 0,3	KT= 0,8+/- 0,2	KLP= 0,8+/- 0,1	KT= 0,5+/- 0,2	KLP= 0,6+/- 0,2

Tableau 9 : Comparaison de l'AV de différentes études

Dans toutes ces séries, la technique de KLP est celle décrite par Anwar [63] plus ou moins modifiée par l'utilisation de visco-élastique et il n'a pas été mis en évidence de différence significative d'acuité visuelle entre les groupes KT et KLP.

Les techniques de dissections manuelles peuvent dénuder la descemet avec un risque accru de microruptures descemetiques comme c'est le cas dans notre étude. Si la dissection est incomplète, le résultat réfractif sera moins bon comme l'a montré Han [77].

Ceci a été visualisé par l'étude de Balestrazzi [81] qui a mesuré en microscopie confocale l'épaisseur stromale résiduelle dans la technique de la big bubble. Il retrouve une épaisseur stromale de 65,57+/- 28,74 µm. Selon lui, plus la dissection antérieure est profonde, meilleure est l'acuité visuelle finale.

Ceci illustre le fait que seule la technique de la big bubble semble donner des résultats réfractifs comparables à ceux d'une kératoplastie transfixiante.

b) Différence AV entre nos différents groupes

Comme nous l'avons vu plus haut, il n'a pas été mis en évidence de différence significative en terme d'acuité visuelle entre les 3 groupes et ce aux différents temps de contrôle. Conserver l'endothélio-descemet du receveur ne semble donc pas améliorer l'acuité visuelle post-opératoire à court, moyen et long terme.

c) ES et astigmatisme par rapport aux autres grandes études

Notre étude a mis en évidence une augmentation significative de l'astigmatisme après 1 an dans le groupe 3, chez des patients ayant bénéficié de kératoplastie transfixiante. Ceci est intéressant car c'est à 1 an que les sutures ou le surjet cornéen est la plupart du temps retiré. Dans les groupes 1 et 2 concernant les patients ayant bénéficié de kératoplastie lamellaire profonde, on ne note pas d'évolution significative de l'astigmatisme après 1 an. Ceci pourrait s'expliquer par la stabilité mécanique induite par les sutures et une désorganisation architecturale cornéenne plus importante en cas de kératoplastie transfixiante. En effet, la rigidité cornéenne est apportée par le stroma mais l'endothélio-descemet joue un rôle de soutien. Laisser en place les sutures au-delà de 1 an serait alors une solution pour limiter l'évolution de cet astigmatisme.

D'autre part une différence significative a été mise en évidence à long terme entre le groupes 1 (kératoplastie lamellaire profonde big bubble) et le groupe 3 (KT). Cet astigmatisme plus important dans le groupe 3 pourrait être lié à l'astigmatisme postérieur majoré en cas de KT.

Les astigmatismes et équivalents sphériques des études Feizi [82], Han [83], Sarnicola [83] et Cheng [78] évaluant les résultats de kératoplasties lamellaires profondes sont comparés à notre étude dans le graphique ci-dessous :

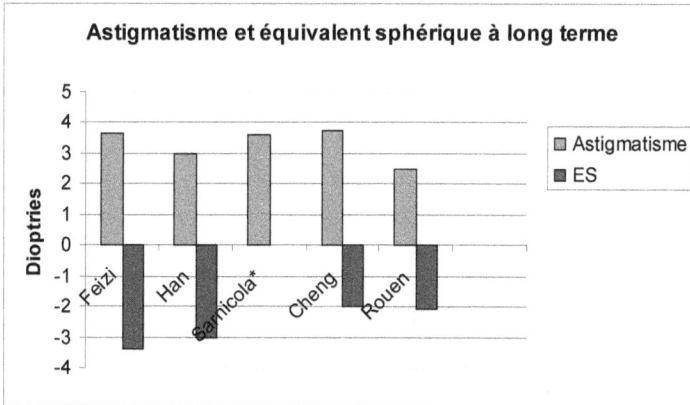

* Equivalent sphérique non documenté

Figure 36 : Comparaison des astigmatismes et équivalents sphériques de différentes études

On ne note pas de différence notable entre les astigmatismes et équivalents sphériques finaux.

2. Complications

a) Ruptures descemetiques et microruptures peropératoires

Il s'agit des principales complications de la kératoplastie lamellaire profonde.

Dans le groupe 3, chez des patients ayant bénéficié de KT, on note 3 conversions sur 11 yeux pour rupture descemétique. Si on reporte ces 3 yeux aux 31 ayant bénéficié de KLP, on a finalement du convertir 3 fois pour 34 KLP programmées, soit un taux de conversion de 8,8 %. Notons que ces conversions ont eu lieu entre 2000 et 2002. Ceci illustre bien la courbe d'apprentissage à cette technique. Ce taux reste cependant inférieur à ceux de la littérature : 18 % dans la série de Cheng [78], 10,5 % dans la série de Sarnicola [83] et 23 % dans la série de Jhanji [84].

Concernant les microruptures, nous avons observé 13 % de microruptures dans le groupe 1 concernant des KLP réalisées selon la technique de la big bubble et 50 % de microruptures dans le groupe 2 concernant des KLP réalisées par viscodissection ou dissection manuelle. Dans la littérature, on retrouve des taux à 32 % dans la série de Cheng [78] et de 11% sans la série de Sarnicola [83].

Ces microruptures ne conduisent pas à une conversion en KT mais pourraient avoir un retentissement sur l'acuité visuelle et la densité endothéliale à long terme.

Concernant l'acuité visuelle, nous avons réalisé un test de Mann-Whitney qui ne montre pas de différence significative, p= 0,27, entre les patients ayant présenté une microrupture descemetique peropératoire (médiane d'AV à 0,5) et ceux n'ayant pas présenté de microruptures (médiane d'AV à 0,6).

Concernant la densité endothéliale, le test de Mann-Whitney montre une différence significative entre les patients ayant présenté une microrupture descemétique peropératoire et ceux n'ayant pas présenté de microruptures. Ainsi avec p= 0,049 les patients ayant présenté une microrupture descemétique peropératoire ont une médiane de densité endothéliale à 1439 cellules/mm² alors que les patients n'ayant pas présenté de microruptures ont une médiane de densité endothéliale à 1947 cellules/mm².

Ces microruptures seraient donc susceptibles de diminuer la survie du greffon.

Les causes de ces ruptures et microruptures seraient expliquées d'une part par la cornée pathologique, d'autre part par le geste opératoire.

Jhanji [84] a mis en évidence le fait qu'une pachymétrie fine constituait un facteur de risque de perforation descemétique. Dans sa série de 8 perforations sur 35 KLP, la pachymétrie maximale était de 379 µm.

Par ailleurs, Michieleto [85] a montré que le taux de perforation était significativement plus élevé dans les cornées cicatricielles ou présentant des opacités stromales en raison d'une probable faiblesse de la descemet. Cette faiblesse serait due à l'établissement de « tight junctions » entre le stroma posterieure et la descemet, rendant la dissection difficile.

Une quantité excessive d'air injecté pour créer la big bubble serait la principale cause de rupture descemetique. Dans la description initiale, Anwar [63] préconise d'injecter entre 1 et 3 ml d'air, cependant il n'existe pas dans la littérature d'étude ayant quantifié le volume exact à injecter pour obtenir la big bubble.

b) Les rejets

Nous rapportons 1 cas de rejet stromal dans le groupe 3 soit 9% et 1 cas de rejet stromal dans le groupe 1 soit 2,8%.

Le rejet dans les kératoplasties transfixiantes a été largement décrit depuis les premières greffes [86]. Son incidence est variable selon les études. Dans l'étude de Cheng [78] un taux de 10% de rejet post KT est retrouvé tandis que l'étude de Javadi [79] montre un taux de 42,9%. Ces variations s'expliquent probablement par le protocole post opératoire, en effet dans la série de Javadi, les patients recevaient des corticoïdes locaux seulement pendant 3 mois alors que Cheng utilise un protocole plus classique avec une dégression du traitement topique sur 1 an.

Il faut noter que le rejet est directement lié au terrain, ainsi dans le kératocône, ce taux de rejet est le plus faible. On retrouve par exemple un taux de rejet de 47 % dans les KT post infections à herpes virus [87] où la surface oculaire est plus inflammatoire..

Le rejet post KLP n'a été que peu décrit. Feizi [82] a toutefois relevé un taux similaire à celui de notre étude avec 4 épisodes sur 126 yeux opérés de KLP soit un taux de 3 %.

La cornée est considérée comme un site immunitaire privilégié. En effet, l'absence d'expression par l'endothélium sain de molécules du complexe majeur d'histocompatibilité de classe I et II [88] est considérée comme facteur primordial de succès de la kératoplastie transfixiante. L'expression de molécules de classe II (HLA DR, DQ et DP) et de classe I (HLA A, B et C) peut être déclenchée de façon hétérogène au sein de l'endothélium par des facteurs pro-inflammatoires tel l'interféron γ [68]. Ces facteurs pro-inflammatoires sont sécrétés en cas d'irritation locale par un fil cassé ou d'infection de surface.

Dans la KLP, l'endothélium agit comme une barrière anatomique entre le soi et le non-soi, cependant, même si il réduit de façon significative le risque de rejet, il ne l'élimine pas totalement.

Il est donc indispensable d'entreprendre une immuno-suppression locale par corticoïdes car tout épisode de rejet entraîne une souffrance endothéliale comme c'est le cas chez le patient du groupe 1 où la densité endothéliale après 5 ans de recul est de 854 cellules/mm².

c) Hypertonie oculaire

Nous n'avons recensé qu'un seul patient, dans le groupe 3, ayant présenté une hypertonie cortisonique. Malgré la diminution de posologie et le remplacement de la dexamethasone par la rimexolone (vexol ®), la persistance de l'hypertonie a conduit au remplacement des corticoïdes par un collyre à la cyclosporine 2 %.

d) Les infections

Nous avons recensé une infection à mycobactérie atypique chez un patient du groupe 1. L'épisode infectieux a pu être maîtrisé par l'administration de collyre antibiotique associant clarythromycine, tobramycine et amykacine. Cependant on note une souffrance endothéliale chez ce patient avec une densité à 905 cellules/mm² après 5 ans de recul.

3. Etude de la densité endothéliale et survie du greffon

a) Dans notre étude

Nous avons mis en évidence une différence statistiquement significative en terme de densité endothéliale à long terme entre les groupes 1 et 2 ayant bénéficié de KLP et le groupe 3 ayant bénéficié de KT. Les moyennes observées étaient de 1760 +/- 461, 1759 +/- 580 et 827 +/- 252 cellules/mm^2 respectivement dans les groupes 1, 2 et 3.

Notre étude confirme donc le maintien à long terme d'une meilleure densité endothéliale chez les patients opérés de KLP.

b) Dans la littérature

Les densités endothéliales des principales séries sont comparées à notre étude dans le tableau :

Série	Cheng	Sarnicola	Vabres	Rouen
Recul (années)	1	3	1,5	7,3
Densité endothéliale (cellules/mm^2)	1936 +/- 643	2358 +/- 330	2000 (écart-type non documenté)	1760 +/- 461 1868+/-358 *

* en excluant les 2 patients ayants présenté un rejet et une surinfection

Tableau 10 : Comparaison des densités endothéliales post KLP de différentes études

On remarque toutefois que la densité endothéliale des patients opérés de KLP est inférieure à celle de la population générale du même âge malgré la conservation de l'endothélium, en effet le geste opératoire entraîne une perte cellulaire variable selon les études : 10 % dans l'étude Vabres [80], 13 % dans l'étude Cheng [78] et 11 % dans la série de Sarnicola [83].

Ces 2 dernières études montrent que la perte cellulaire se stabilise après 6 mois, on retrouve alors une baisse physiologique d'environ 0,7 % par an [89].

Nous avons voulu savoir si des corrélations pouvaient être établies entre la densité endothéliale et l'acuité visuelle.

- AV finale et densité endothéliale finale

Le test de corrélation des rangs de Spearman donne un coefficient de 0,31 avec p= 0,08, il n'y a donc pas de corrélation entre l'AV finale et la densité endothéliale.

- AV et sous-groupe de densité endothéliale

On peut répartir les patients selon leur densité endothéliale finale et évaluer l'évolution de leur AV au cours du temps.

Ainsi, on obtient le graphique suivant :

Evolution de l'AV selon la densité endothéliale

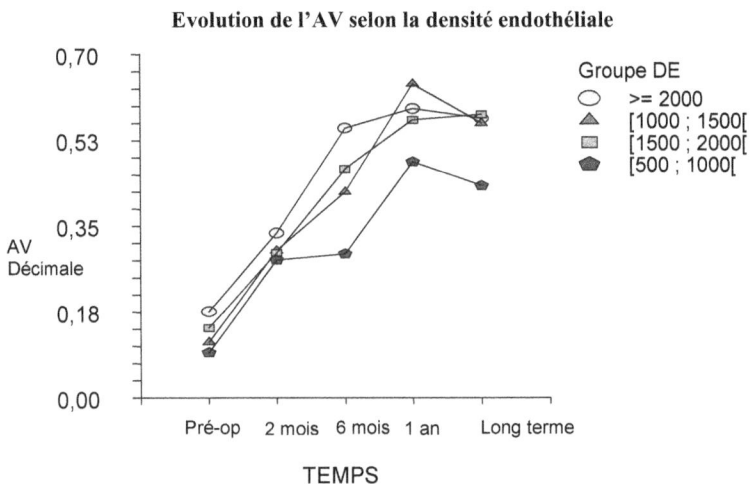

Figure 37 : Evolution de l'AV selon la densité endothéliale

Une ANOVA, à deux facteurs (sous-groupe et temps) et à mesures répétées montre un effet temps avec augmentation de l'AV dès le $2^{\text{ème}}$ mois (p< 0,001), il n'existe par contre pas d'effet sous-groupe (p= 0,16), ce qui signifie qu'il n'existe pas de différence significative en terme d'AV entre les différents sous-groupes en préopératoire, à 2 mois, 6 mois, 1 an et à long terme.

Il est cependant intéressant de remarquer que ce sont les patients possédant une densité endothéliale basse, comprise entre 500 et 1000 cellules/mm², qui présentent les acuités visuelles les plus faibles. Des séries à effectifs plus important pourraient peut-être trouver des différences significatives.

c) Survie à long terme des greffons de KT

La viabilité d'un greffon de KT est liée d'une part à la qualité et à la quantité de cellules endothéliales, d'autre part au terrain.

Les travaux de Bourne portant sur un suivi de 19 ans de patients ayant bénéficié de KT [49, 90-92], ont montré une baisse de plus de 50 % de la densité endothéliale les deux premières années suivant la greffe, et une densité endothéliale inférieure à 1000 cellules/mm² à 10 ans.

Ing [87] dans une étude sur les KT avec un suivi de 10 ans a établi que la baisse cellulaire endothéliale annuelle était multipliée par 7 soit 4,2 % par an dans ce type de greffe.

Cette perte cellulaire est susceptible d'altérer la viabilité du greffon et de compromettre l'acuité visuelle.

Avec un recul moyen de 8,2 +/- 1,5 ans et une densité endothéliale moyenne de 827 +/- 252 cellules/mm² dans le groupe 3, aucune décompensation de greffon n'a été notée.

Une précédente étude réalisée dans le service d'ophtalmologie du CHU de Rouen [93] avait déjà montré une certaine stabilité à long terme des greffons chez les patients opérés de KT pour kératocône contrairement aux patients greffés pour dystrophie du pseudophaque où le taux de survie des greffons était de 47 % à 10 ans.

Cependant, il a été montré sur des études à très long terme [94] qu'un greffon de KT s'opacifiait dans 10% des cas à 15 ans et dans 35 % des cas à 25 ans en raison de la perte endothéliale. La densité endothéliale retrouvée dans l'étude de Bohringer [94] est d'environ 800 cellules/mm² à 10 ans et d'environ 500 cellules/mm² à 25 ans.

Pour un patient jeune, candidat à une greffe pour kératocône, on voit alors tout l'intérêt d'une KLP. En effet réaliser une seconde greffe 20 ou 25 ans après n'est pas sans conséquences et constitue un facteur de risque de rejet majeur [95].

4. Impact des caractéristiques du greffon sur les résultats à long terme

a) Temps de conservation du greffon et AV

Le test de corrélation des rangs de Spearman donne un coefficient de corrélation de 0,09 avec p= 0,56, il n'existe donc pas de lien entre le temps de conservation du greffon et l'AV.

b) Temps de conservation du greffon et densité endothéliale (pour les groupes 1 et 2)

Le test de corrélation des rangs de Spearman donne un coefficient de corrélation de 0,08 avec p= 0,68, il n'existe donc pas de lien entre le temps de conservation du greffon et la densité endothéliale à long terme des kératoplasties lamellaires profondes.

c) Autres facteurs

Le temps de conservation du greffon ne semble donc pas jouer de rôle particulier dans le succès d'une greffe, en revanche d'autres facteurs ont montré leur retentissement sur la qualité du greffon : les cornées issues de donneurs jeunes, de même que celles issues de patients décédés à la suite de traumatismes sont de meilleure qualité en terme de densité endothéliale et d'une plus grande transparence stromale que les cornées issues de patients décédés de pathologies cardiovasculaires [96].

Hirai [97] dans une étude sur 870 cornées a montré, que les greffons de bonne qualité provenaient de sujets jeunes, décédés la plupart du temps de traumatismes. Par ailleurs, le temps entre l'énucléation et la mise à l'étuve est statistiquement plus court dans le groupe des cornées de bonnes qualité (il s'agit d'une étude réalisée au Brésil, où on procède à un prélèvement de globe et pas seulement de cornée).

Par ailleurs, notre expérience personnelle nous amène à penser que la densité endothéliale est corrélée au délai de prélèvement post-mortem. Nous essayons donc de prélever rapidement après le décès.

Ces informations sont prises en compte par la banque de cornées de Haute-Normandie afin d'améliorer la qualité de ses greffons.

5. Futur

La KLP a su s'imposer comme la greffe de référence dans les kératocônes évolués cependant, elle reste une technique difficile avec un taux de conversion non négligeable. Aussi, les avancées technologiques issues de la chirurgie réfractive ont permis l'avènement de nouveaux concepts ayant pour objectifs de faciliter la KLP ou d'améliorer le pronostic de la KT.

a) De la KLP

Concernant la KLP, Spadea [98] a décrit une technique de kératoplastie assistée au Laser Excimer consistant en une photoablation stromale ne laissant une épaisseur de mur postérieure maximale de 200 µm. Une mortaise de 2,5 mm autour de la découpe centrale était réalisée afin d'améliorer la congruence entre le greffon et le lit receveur, l'épaisseur du greffon était calibrée à l'aide d'un micro-kératome monté sur une chambre antérieure artificielle. Ses résultats à 24 mois et sur 33 patients montrent : AV moyenne de 0,7, cylindre moyen de 2,2 dioptries et densité endothéliale à 2094 +/- 110 cellules/mm².

Dans cette technique il n'y a pas de mise à nu de la descemet et l'auteur décrit malgré tout des résultats intéressants en terme de récupération visuelle, cette technique est cependant limitée par l'épaisseur de la cornée qui doit être supérieure ou égale à 350µm. D'autres études doivent confirmer ces résultats.

D'autre part certains auteurs [66], ont utilisé une découpe au laser femtoseconde, non pas pour la mise à nu de la descemet mais pour réaliser l'ablation stromale selon une découpe de type mushroom, la mise à nu de la descemet s'effectuait alors selon la technique de Melles avec un taux de microperforation de 30%, l'AV moyenne à 3 mois était de 0,5 D'autre auteurs combinent la technique de la big bubble à une découpe au laser femtoseconde de type mushroom [99], à un an l'AV moyenne est de 0,5+/- 1,2. L'utilisation du laser femtoseconde n'a finalement d'intérêt que pour la découpe cornéenne, la mise à nu de la descemet nécéssitant une big bubble.

b) De la KT

De nombreux auteurs travaillent sur l'intérêt du laser femtoseconde dans la kératoplastie transfixiante. L'idée est de limiter au maximum la découpe endothéliale tout en maintenant une trépanation stromale identique à celle utilisée lors de trépanation classique. On peut alors effectuer une découpe de type mushroom ou zigzag [100]. Une étude sur œil de porc a montré également le caractère protecteur sur l'endothélium d'une découpe « sidecut » [101]. En effet dans ce type de découpe, la surface endothéliale trépanée est largement inférieure à la surface stromale.

IV. Conclusion

La meilleure compréhension de la physiopathologie du kératocône a permis l'émergence de nouveaux traitements comme le cross-linking du collagène cornéen ou la mise en place d'anneaux intracornéens. Dans les cas évolués seule la greffe peut apporter une amélioration de l'acuité visuelle.

Notre étude évaluant les résultats à long terme de la kératoplastie lamellaire profonde a montré de bons résultats réfractifs, comparables à ceux d'une kératoplastie transfixiante avec une stabilité dans le temps de la densité endothéliale. La technique de la big bubble modifiée est reproductible et permet la mise à nu de la membrane de Descemet en limitant de façon significative le nombre de microperforations descemetiques. Le taux de rejet est significativement plus faible chez les patients ayant bénéficié de kératoplastie lamellaire profonde sans être toutefois nul.

Si la technologie permet d'améliorer la découpe et la trépanation de la cornée receveuse, la mise à nu de la membrane de Descemet restera probablement une étape manuelle nécéssitant une période d'apprentissage.

BIBLIOGRAPHIE

1. Amsler, M., *La notion de kératocône*. Bull. et mémoire de la Soc. Fr. Oph, 1951. **64**: p. 272-274.

2. Kymes, S.M., et al., *Quality of life in keratoconus*. Am J Ophthalmol, 2004. **138**(4): p. 527-35.

3. Campinchi L, H.C., *Le kératocône*. Rapport annuel de la Soc Fr d' Oph, 1962. **n° spécial 4 bis**.

4. Perry, H.D., Buxton J.N, Fine S, *Round an oval cones in keratoconus*. ophthalmology, 1980. **87**: p. 905-909.

5. Edrington, T.B., Zadnik, K., Barr, J.T., *Keratoconus*. Optom Clin, 1995. **4**: p. 65-73.

6. Vogt, A., *Reflexlinien durch faltung spiegelnder grenzflachen im bereich von corneo, Linsenkapsel und Netshaut*. Albrecht Von Graefes Arch Ophthalmol, 1919. **99**: p. 296-338.

7. Bron, A.J., *Keratoconus*. Cornea, 1988. **7**(3): p. 163-9.

8. Wickremasinghe, S.S., Smith, G.T., Pullum, K.W., Buckley, R.J., *Acute corneal hydrops in keratoconus masqueding as acute corneal transplant rejection*. Cornea, 2006. **25**: p. 739-741.

9. Panda, A., Aggarwal, A., Madhavi, P., Wagh, V.B., Dada, T., Kumar, A., Mohan, S., *Management of acute corneal hydrops secondary to keratoconus with intracameral injection of sulfur hexafluoride (SF6)*. Cornea, 2007. **26**(9): p. 1067-9.

10. Arne J.L, M.F., Lesueur L, Chollet P, *Kératocône*. Encycl Méd Chir, 1993. **21200**: p. D40:6.

11. Marechal-Courtois, C., Malaise-Stals J., Delcourt J.L., *Kératocône: microscopie spéculaire de l'épithélium et de l'endothélium cornéen*. Contactologia, 1986: p. 4-6.

12. Ucakhan, O.O., et al., *In vivo confocal microscopy findings in keratoconus*. Eye Contact Lens, 2006. **32**(4): p. 183-91.

13. Cremona, F.A., et al., *Keratoconus associated with other corneal dystrophies*. Cornea, 2009. **28**(2): p. 127-35.

14. Pouliquen, Y., *Kératocône: 25 années de recherche, et de nombreuses formes infracliniques*. Ophtalmo-Actualités, 1997. **19**(4).

15. Melles, G.R., et al., *A new surgical technique for deep stromal, anterior lamellar keratoplasty.* Br J Ophthalmol, 1999. **83**(3): p. 327-33.

16. Hirano, K., J. Sugita, and M. Kobayashi, *Separation of corneal stroma and Descemet's membrane during deep lamellar keratoplasty.* Cornea, 2002. **21**(2): p. 196-9.

17. Matsuda , M., Suda T., Manabe R.,, *Quantitative analysis of endothelial mosaic pattern changes in anterior keratoconus.* Am J Ophthalmol, 1984. **98**: p. 43-49.

18. Meek, K.M., et al., *Changes in collagen orientation and distribution in keratoconus corneas.* Invest Ophthalmol Vis Sci, 2005. **46**(6): p. 1948-56.

19. Morishige, N., et al., *Second-harmonic imaging microscopy of normal human and keratoconus cornea.* Invest Ophthalmol Vis Sci, 2007. **48**(3): p. 1087-94.

20. Newsome, D.A., Foidart, J.M., Hassell, J.R. *et al, Detection of specific collagen types in normal and keratoconus cornea.* Invest Ophthalmol Vis Sci, 1981. **20**: p. 738-750.

21. Balasubramanian, S.A., D.C. Pye, and M.D. Willcox, *Are proteinases the reason for keratoconus?* Curr Eye Res, 2010. **35**(3): p. 185-91.

22. Parker, J., et al., *Videokeratography of keratoconus in monozygotic twins.* J Refract Surg, 1996. **12**(1): p. 180-3.

23. Rabinowitz, Y.S., *Keratoconus.* Surv Ophthalmol, 1998. **42**(4): p. 297-319.

24. Rabinowitz, Y.S., *The genetics of keratoconus.* Ophthalmol Clin North Am, 2003. **16**(4): p. 607-20, vii.

25. Kumig, B.S., Joffe, L., *Ehlers-Danlos syndrom association with keratoconus.* S Afr Med J, 1977. **52**: p. 403-407.

26. Beckh, U., Schonherr, U., Naumann, O., *Autosomal dominat keratoconus as the chief of ocular symptom in Lobstein osteogenesis imperfecta tarda.* Klein mbl Augenheildk, 1995. **206**: p. 268-272.

27. Frasson, C., *Pathologies associées au kératocône. in: Keratocône et lentilles de contact.* Rapport de la Société française des ophtalmologistes adaptateurs de lentilles de contact, 2003: p. 63-71.

28. Macsai, M.S., G.A. Varley, and J.H. Krachmer, *Development of keratoconus after contact lens wear. Patient characteristics.* Arch Ophthalmol, 1990. **108**(4): p. 534-8.

29. Malet, F., *Les lentilles de contact.* Rapport de la société française d'Ophtalmologie. 2009.

30. Laroche, L., *La topographie cornéenne.* Clin. Ophtalmol, 1985. **4**: p. 243-246.

31. Maeda, N., S.D. Klyce, and M.K. Smolek, *Comparison of methods for detecting keratoconus using videokeratography.* Arch Ophthalmol, 1995. **113**(7): p. 870-4.

32.   Maguire, L.J. and W.M. Bourne, *Corneal topography of early keratoconus.* Am J Ophthalmol, 1989. **108**(2): p. 107-12.

33.   Rabinowitz, Y.S., J. Garbus, and P.J. McDonnell, *Computer-assisted corneal topography in family members of patients with keratoconus.* Arch Ophthalmol, 1990. **108**(3): p. 365-71.

34.   Emre, S., S. Doganay, and S. Yologlu, *Evaluation of anterior segment parameters in keratoconic eyes measured with the Pentacam system.* J Cataract Refract Surg, 2007. **33**(10): p. 1708-12.

35.   Ucakhan, O.O., M. Ozkan, and A. Kanpolat, *Corneal thickness measurements in normal and keratoconic eyes: Pentacam comprehensive eye scanner versus noncontact specular microscopy and ultrasound pachymetry.* J Cataract Refract Surg, 2006. **32**(6): p. 970-7.

36.   Wilson, S.E., et al., *Rigid contact lens decentration: a risk factor for corneal warpage.* Clao J, 1990. **16**(3): p. 177-82.

37.   Odenthal, M.T., et al., *Long-term changes in corneal endothelial morphology after discontinuation of low gas-permeable contact lens wear.* Cornea, 2005. **24**(1): p. 32-8.

38.   Tsubota, K., Mashima, Y., Murata, H., Yamada, M., *A piggyback contact lens for the correction of irregular astigmatism in keratoconus.* ophthalmology, 1994. **101**(134-9).

39.   Garcia-Lledo, M., C. Feinbaum, and J.L. Alio, *Contact lens fitting in keratoconus.* Compr Ophthalmol Update, 2006. **7**(2): p. 47-52.

40.   Pullum, K.W. and R.J. Buckley, *A study of 530 patients referred for rigid gas permeable scleral contact lens assessment.* Cornea, 1997. **16**(6): p. 612-22.

41.   Schanzlin, D.J., Asbell, P.A., Burris, T.E., Durrie, D.S., *The intrastromal corneal ring segment phase II results for the correction of myopia.* Ophthalmology, 1997. **104**(1067-78).

42.   Kubaloglu, A., et al., *Comparison of mechanical and femtosecond laser tunnel creation for intrastromal corneal ring segment implantation in keratoconus: prospective randomized clinical trial.* J Cataract Refract Surg, 2010. **36**(9): p. 1556-61.

43.   Chan, C.C., Wachler, B.S., *Reduced best spectacle-corrected visual acuity from inserting a thicker Intacs above and thinner Intacs below in keratoconus.* J Cataract Refract Surg, 2007(23): p. 93-5.

44. Kymionis, G.D., Siganos, C.S., Tsiklis, N.S., Anastasakis, A., Yoo, S.H., Pallikaris, A.I., Astyrakakis, N., Pallikaris, I.G., *Long term follow-up of Intacs in keratoconus.* Am J Ophthalmol, 2007. **143**: p. 236-244.

45. Carney, L.G. and R.G. Lembach, *Management of keratoconus: comparative visual assessments.* Clao J, 1991. **17**(1): p. 52-8.

46. Lim, L., K. Pesudovs, and D.J. Coster, *Penetrating keratoplasty for keratoconus: visual outcome and success.* Ophthalmology, 2000. **107**(6): p. 1125-31.

47. Legeais, J.M., et al., *Nineteen years of penetrating keratoplasty in the Hotel-Dieu Hospital in Paris.* Cornea, 2001. **20**(6): p. 603-6.

48. Olson, R.J., Pingree, M., Ridges, R., *Penetrating keratoplasty for keratoconus: a long term review of results and complications.* J Cataract Refract Surg, 2000. **26**: p. 987-91.

49. Bourne, W.M. and W.M. O'Fallon, *Endothelial cell loss during penetrating keratoplasty.* Am J Ophthalmol, 1978. **85**(6): p. 760-6.

50. Bodereau, X., A. Pechereau, and G. Baikoff, *[Cell density of the corneal endothelium after penetrating keratoplasty. A retrospective study by specular microscopy].* J Fr Ophtalmol, 1983. **6**(1): p. 65-8.

51. Belmont, S.C., et al., *Keratoconus in a donor cornea.* J Refract Corneal Surg, 1994. **10**(6): p. 658.

52. Nuzzo, V., et al., *Histologic and ultrastructural characterization of corneal femtosecond laser trephination.* Cornea, 2009. **28**(8): p. 908-13.

53. Castroviejo, R., *Atlas de kératectomies et de kératoplasties*, ed. E. Doin. 1966, Paris.

54. Anwar, M., *Dissection technique in lamellar keratoplasty.* Br J Ophthalmol, 1972. **56**(9): p. 711-3.

55. Archila, E.A., *Deep lamellar keratoplasty dissection of host tissue with intrastromal air injection.* Cornea, 1984. **3**(3): p. 217-8.

56. Price, F.W., Jr., *Air lamellar keratoplasty.* Refract Corneal Surg, 1989. **5**(4): p. 240-3.

57. Chau, G.K., et al., *Deep lamellar keratoplasty on air with lyophilised tissue.* Br J Ophthalmol, 1992. **76**(11): p. 646-50.

58. Tsubota, K., et al., *A new surgical technique for deep lamellar keratoplasty with single running suture adjustment.* Am J Ophthalmol, 1998. **126**(1): p. 1-8.

59. Sugita, J., Kondo, J., *Deep lamellar Keratoplasty with complete removal of pathological stroma for vision improvement.* Br J Ophthalmol, 1997. **81**: p. 184-88.

60. Balestrazzi, E., et al., *Deep lamellar keratoplasty with trypan blue intrastromal staining.* J Cataract Refract Surg, 2002. **28**(6): p. 929-31.

61. Bhojwani, R.D., et al., *Sequestered viscoelastic after deep lamellar keratoplasty using viscodissection.* Cornea, 2003. **22**(4): p. 371-3.

62. Manche, E.E., G.N. Holland, and R.K. Maloney, *Deep lamellar keratoplasty using viscoelastic dissection.* Arch Ophthalmol, 1999. **117**(11): p. 1561-5.

63. Anwar, M. and K.D. Teichmann, *Big-bubble technique to bare Descemet's membrane in anterior lamellar keratoplasty.* J Cataract Refract Surg, 2002. **28**(3): p. 398-403.

64. Muraine, M.C., A. Collet, and G. Brasseur, *Deep lamellar keratoplasty combined with cataract surgery.* Arch Ophthalmol, 2002. **120**(6): p. 812-5.

65. Parthasarathy, A., Y.M. Por, and D.T. Tan, *Use of a "small-bubble technique" to increase the success of Anwar's "big-bubble technique" for deep lamellar keratoplasty with complete baring of Descemet's membrane.* Br J Ophthalmol, 2007. **91**(10): p. 1369-73.

66. Chan, C.C., et al., *Femtosecond laser-assisted mushroom configuration deep anterior lamellar keratoplasty.* Cornea, 2010. **29**(3): p. 290-5.

67. Farid, M. and R.F. Steinert, *Deep anterior lamellar keratoplasty performed with the femtosecond laser zigzag incision for the treatment of stromal corneal pathology and ectatic disease.* J Cataract Refract Surg, 2009. **35**(5): p. 809-13.

68. Delbosc, B., et al., *[HLA antigenicity of normal and pathological corneas].* J Fr Ophtalmol, 1990. **13**(11-12): p. 535-41.

69. Shimazaki, J., et al., *Randomized clinical trial of deep lamellar keratoplasty vs penetrating keratoplasty.* Am J Ophthalmol, 2002. **134**(2): p. 159-65.

70. Panda, A., et al., *Deep lamellar keratoplasty versus penetrating keratoplasty for corneal lesions.* Cornea, 1999. **18**(2): p. 172-5.

71. Wollensack, G., Spoerl, E., Seiler, T., *Riboflavin/Ultraviolet-A induced collagen cross-linking for the treatment of keratoconus.* Am J Ophthalmol, 2003. **135**: p. 620-7.

72. Fournie, P., et al., *[Corneal collagen cross-linking with ultraviolet-A light and riboflavin for the treatment of progressive keratoconus].* J Fr Ophtalmol, 2009. **32**(1): p. 1-7.

73. Kymionis, G.D., et al., *One-year follow-up of corneal confocal microscopy after corneal cross-linking in patients with post laser in situ keratosmileusis ectasia and keratoconus.* Am J Ophthalmol, 2009. **147**(5): p. 774-8, 778 e1.

74. Kymionis, G.D., et al., *Diffuse lamellar keratitis after corneal crosslinking in a patient with post-laser in situ keratomileusis corneal ectasia.* J Cataract Refract Surg, 2007. **33**(12): p. 2135-7.

75.   Sauder, G. and J.B. Jonas, *Treatment of keratoconus by toric foldable intraocular lenses.* Eur J Ophthalmol, 2003. **13**(6): p. 577-9.

76.   Lim, P., et al., *Histopathology of deep anterior lamellar keratoplasty with pneumatic dissection: the "big-bubble" technique.* Cornea, 2009. **28**(5): p. 579-82.

77.   Han, D.C., et al., *Comparison of outcomes of lamellar keratoplasty and penetrating keratoplasty in keratoconus.* Am J Ophthalmol, 2009. **148**(5): p. 744-751 e1.

78.   Cheng, Y.Y., et al., *Endothelial Cell Loss and Visual Outcome of Deep Anterior Lamellar Keratoplasty versus Penetrating Keratoplasty: A Randomized Multicenter Clinical Trial.* Ophthalmology, 2010.

79.   Javadi, M.A., et al., *Deep Anterior Lamellar Keratoplasty Versus Penetrating Keratoplasty for Keratoconus: A Clinical Trial.* Cornea, 2010.

80.   Vabres, B., et al., *[Deep lamellar keratoplasty versus penetrating keratoplasty for keratoconus].* J Fr Ophtalmol, 2006. **29**(4): p. 361-71.

81.   Balestrazzi, A., et al., *Air-guided manual deep anterior lamellar keratoplasty: long-term results and confocal microscopic findings.* Eur J Ophthalmol, 2007. **17**(6): p. 897-903.

82.   Feizi, S., et al., *Deep anterior lamellar keratoplasty in patients with keratoconus: big-bubble technique.* Cornea, 2010. **29**(2): p. 177-82.

83.   Sarnicola, V., et al., *Descemetic DALK and predescemetic DALK: outcomes in 236 cases of keratoconus.* Cornea, 2010. **29**(1): p. 53-9.

84.   Jhanji, V., N. Sharma, and R.B. Vajpayee, *Intraoperative perforation of Descemet's membrane during "big bubble" deep anterior lamellar keratoplasty.* Int Ophthalmol, 2010. **30**(3): p. 291-5.

85.   Michieletto, P., et al., *Factors predicting unsuccessful big bubble deep lamellar anterior keratoplasty.* Ophthalmologica, 2006. **220**(6): p. 379-82.

86.   Chandler, J.W. and H.E. Kaufman, *Graft reactions after keratoplasty for keratoconus.* Am J Ophthalmol, 1974. **77**(4): p. 543-7.

87.   Ing, J.J., et al., *Ten-year postoperative results of penetrating keratoplasty.* Ophthalmology, 1998. **105**(10): p. 1855-65.

88.   Whitsett, C.F. and R.D. Stulting, *The distribution of HLA antigens on human corneal tissue.* Invest Ophthalmol Vis Sci, 1984. **25**(5): p. 519-24.

89.   Laule, A., et al., *Endothelial cell population changes of human cornea during life.* Arch Ophthalmol, 1978. **96**(11): p. 2031-5.

90.   Bourne, W.M., *Examination and Photography of donor corneal endothelium.* Arch Ophthalmol, 1976. **94**(10): p. 1799-1800.

91.   Bourne, W.M. and H.E. Kaufman, *The endothelium of clear corneal transplants.* Arch Ophthalmol, 1976. **94**(10): p. 1730-2.

92.   Bourne, W.M., R.L. Lindstrom, and D.J. Doughman, *Endothelial cell survival on transplanted human corneas preserved by organ culture with 1.35% chondroitin sulfate.* Am J Ophthalmol, 1985. **100**(6): p. 789-93.

93.   Muraine, M., et al., *Long-term results of penetrating keratoplasty. A 10-year-plus retrospective study.* Graefes Arch Clin Exp Ophthalmol, 2003. **241**(7): p. 571-6.

94.   Bohringer, D., et al., *Long-Term Graft Survival in Penetrating Keratoplasty: The Biexponential Model of Chronic Endothelial Cell Loss Revisited.* Cornea, 2010.

95.   Epstein, R.J., Seedor, J. A, Dreizen, N.G, Stulting, R.D, Waring, G.O, Wilson, L.A, Cavanagh, H.D., *Penetrating keratoplasty for herpes simplex keratitis and keratoconus. Allograftrejection and survival.* Ophthamology, 1987. **94**: p. 935-44.

96.   Pantaleao, G.R., et al., *[Evaluation of the quality of donor corneas in relation to the age of donor and cause of death].* Arq Bras Oftalmol, 2009. **72**(5): p. 631-5.

97.   Hirai, F.E., C.B. Adan, and E.H. Sato, *[Factors associated with quality of donated corneas in the Hospital Sao Paulo Eye Bank].* Arq Bras Oftalmol, 2009. **72**(1): p. 57-61.

98.   Spadea, L., et al., *Excimer laser-assisted lamellar keratoplasty for the surgical treatment of keratoconus.* J Cataract Refract Surg, 2009. **35**(1): p. 105-12.

99.   Buzzonetti, L., A. Laborante, and G. Petrocelli, *Refractive Outcome of Keratoconus Treated by Combined Femtosecond Laser and Big-Bubble Deep Anterior Lamellar Keratoplasty.* J Refract Surg, 2010: p. 1-6.

100.   Farid, M., et al., *Comparison of penetrating keratoplasty performed with a femtosecond laser zig-zag incision versus conventional blade trephination.* Ophthalmology, 2009. **116**(9): p. 1638-43.

101.   Kim, J.H., S.K. Choi, and D. Lee, *The comparison of femtosecond laser-assisted penetrating keratoplasty with conventional surgery in terms of endothelial safety: ex vivo study using porcine eyes.* Cornea, 2009. **28**(7): p. 812-6.

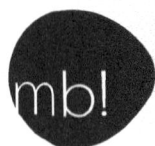

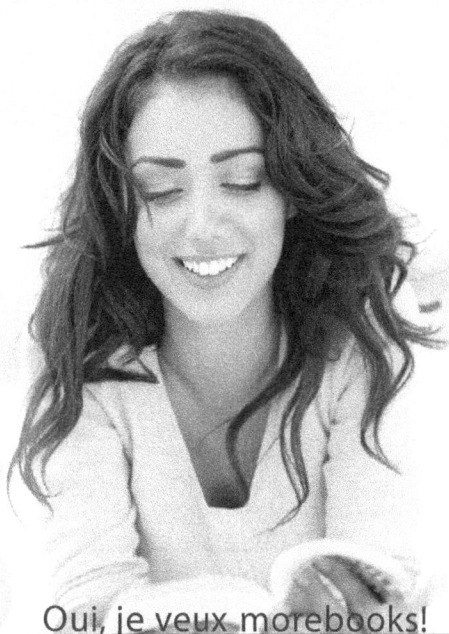

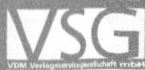

www.ingramcontent.com/pod-product-compliance
Lightning Source LLC
Chambersburg PA
CBHW021111210326
41598CB00017B/1406